安徽省高等学校省级质量项目

药物化学实训教程

刘修树　龚菊梅　主编
王效山　主审

U0244021

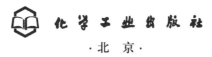

化学工业出版社

·北　京·

内 容 简 介

本书以药物化学的基本理论、基本知识为主线，为满足不同学校、不同专业人才培养目标实训需要，构建模块化实训项目和任务。本书分三大模块，介绍药物化学实验实训基本知识、药物化学基本技能实训、药物化学综合实训，共 24 个任务。

本书可作为药学、药品生产技术、药品质量与安全及相关专业高职学生教材。

图书在版编目（CIP）数据

药物化学实训教程 / 刘修树，龚菊梅主编. -- 北京：
化学工业出版社，2022. 11
　　ISBN 978-7-122-42212-5

　　Ⅰ. ①药… 　Ⅱ. ①刘… ②龚… 　Ⅲ. ①药物化学—
教材 　Ⅳ. ①R914

　　中国版本图书馆 CIP 数据核字（2022）第 171235 号

责任编辑：张　蕾　刘　军
加工编辑：邵慧敏
责任校对：刘曦阳
装帧设计：史利平

出版发行：化学工业出版社
　　　　　（北京市东城区青年湖南街 13 号　邮政编码 100011）
印　　装：北京科印技术咨询服务有限公司数码印刷分部
710mm×1000mm　1/16　印张 8¼　字数 150 千字
2023 年 1 月北京第 1 版第 1 次印刷

购书咨询：010-64518888
售后服务：010-64518899
网　　址：http://www.cip.com.cn
凡购买本书，如有缺损质量问题，本社销售中心负责调换。

定　　价：48.00 元

本书编写人员名单

主　编　刘修树　龚菊梅

副主编　付恩桃　金　玉　李　嘉

编写人员（按姓名汉语拼音排序）

白露雨　合肥职业技术学院

付恩桃　合肥职业技术学院

龚菊梅　合肥职业技术学院

金　玉　上海海虹集团巢湖今辰药业

李　嘉　皖北卫生职业技术学院

刘龙云　合肥职业技术学院

刘修树　合肥职业技术学院

杨泽星　合肥职业技术学院

主　审　王效山

前　言

《药物化学实训教程》是安徽省质量工程项目高水平教材——高职高专药学类专业实训教程系列教材之一。本教程针对当前学情中学生化学基础薄弱的实际问题，结合高职高专"药物化学"课程性质与人才培养目的、行业就业岗位能力需求，为满足不同学校、不同专业人才培养目标实验实训需要，构建模块化实验实训项目和任务，培养学生安全生产意识，强化基础知识和基础技能，实现基础技能到专业技能，再到综合技能的递进式的能力培养，启迪改革创新思维，全面提升学生的能力和综合素养。

《药物化学实训教程》的特点有以下几点。

1. 注重基础化学技能和知识。针对高职高专学生化学基础薄弱的问题，本书介绍基本的化学试剂、玻璃仪器知识，加入基本操作装置和药物化学实验实训常用的设备装置等内容，便于学生学习了解和夯实化学技能基础。

2. 强化安全观。由于药物化学实验实训中经常使用到酸碱、还原剂、氧化剂等各种试剂，甚至可能使用有毒的试剂，存在腐蚀、燃烧、爆炸或中毒等危险。虽然教师在实训课前或课中会介绍相关安全知识，多数学生具有安全概念，但对具体化学试剂危险性分类和品种不是非常了解，就不能使安全意识深入学生内心，也就没有树立真正的安全观。本书强化安全观，以尽量避免学生在实训课中受到伤害。

3. 以项目为引领，实现任务驱动，构建模块化实验实训内容。根据药物化学基础知识和实验实训内容不同，进行模块化构建，每个模块依据实验实训目的不同进行项目化，项目中包含若干个任务，任务内容之间互补。不同学校、不同专业结合自身的特点和实际药物化学课程可以针对人才能力培养目标从中选择项目任务开展实验实训教学。

4. 多元化、递进式实践技能培养。《药物化学实训教程》根据药学领域就业的岗位能力不同进行技能培养，比如药品生产原料药合成和鉴别、药学服务的药品配伍和贮存等。同时，将质量控制项目和任务放在药物分析实训教程中，采用多元化项目和任务的实训模式，实现从基础能力到专业技能，再到综合能力的递进式培养，逐步提升学生技能和整体素质。

本实训教程由刘修树、龚菊梅主编。参加编写的人员有：刘修树（模块一、模块三项目二任务 1~4）、李嘉（模块二项目一）、付恩桃（模块二项目二任务 1~3）、杨泽星（模块二项目二任务 4~5）、刘龙云（模块二项目三）、龚菊梅（模块二项目四、模块三项目二任务 5~8）、白露雨（模块三项目一任务 1~3）、金玉（模块三项目一任务 4~7）。全书由编写人员互审、讨论、修改，最后由刘修树统稿。安徽中医药大学王效山教授审读全稿，提出了很多宝贵的修改意见，这里表示衷心的感谢。

在此感谢安徽省质量工程高水平高职高专药学类专业实训教程系列教材（2018yljc275）和安徽省高校学科（专业）拔尖人才学术资助项目（gxbjZD2021116）对本书的支持。

由于编者能力与水平有限，书中疏漏和不妥之处难免，敬请专家和同行以及使用本实训教程的老师和同学们批评指正。

刘修树

2022 年 5 月

目　录

模块一

药物化学实训基本知识、要求与仪器设备

项目一　药物化学实训基本要求和安全知识 ▶▶

一、 药物化学实训的基本要求

① 实验课前应认真预习实验内容，了解本次实验的目的和要求，学习和理解实验原理和反应方程式，熟悉有关实验步骤、实验装置和注意事项，写出实验提纲。

② 进入实验室应穿实验工作服，不得穿拖鞋。

③ 实验开始时，先清点仪器，如发现缺损应立即补领或更换。

④ 应严格按照实验步骤、仪器规格和试剂用量进行操作。取出的试剂不可再倒回原瓶中，以免带入杂质。取用完毕，应立即盖上瓶塞，归还原处。

⑤ 实验时应精神集中，认真操作，细致观察，积极思考，如实记录。保持实验室安静，不得擅自离开实验场所。

⑥ 要保持实验室整洁。实验台上尽量不放与实验无关的物品。为防止杂物堵塞下水道或水槽，火柴梗、废纸和沸石等固体废物应投到废物缸中。

⑦ 遵从教师指导，注意安全，发生意外事故立即报告教师。

⑧ 实验完毕，将仪器洗净并归还，保持桌面整洁，指导教师检查后方可离开实验室，不得在实验室逗留。

⑨ 值日生负责打扫实验室，把废物容器倒净。离开实验室前要关水、关电、关窗，指导教师检查后方能离开实验室。

二、 药物化学实验室安全守则

药物化学实验室经常使用易燃、易爆、有毒的试剂，如乙醚、乙醇、丙酮、氢气、苯等，或强酸强碱等具有腐蚀性的试剂；也常使用玻璃仪器、电器设备。当使用不当时，就有可能发生着火、爆炸、烧伤、中毒等事故，因此在实验中应严格遵守下面的有关规章制度，有效防止事故的发生。

① 熟悉安全用具如灭火器材、砂箱等的放置地点和使用方法，并妥善保管，不准挪作他用。

② 在实验室或实验大楼内禁止吸烟。

③ 不用开口容器盛放易燃溶剂，而且应将其放置在远离火源处。

④ 金属钠应贮存于煤油或石蜡中，残渣不准乱丢。

⑤ 实验室中使用明火时应考虑周围的环境，如周围有人使用易燃易爆溶剂时，应禁用明火。

⑥ 常压或加热系统一定不能形成密闭体系，应与大气相通。回流或蒸馏溶剂时，余气出口应远离火源，最好通向室外，事先放好沸石，防止暴沸。若在加热后发现未放沸石，则应待稍冷后再补加，不可在加热过程中加入，以防暴沸冲出溶剂导致着火。

⑦ 使用易燃、易爆药品时，应远离火源。不得将易燃液体放在敞口容器中直火加热。易燃和易挥发的废物不得倒入废液缸或垃圾桶中，量大时应专门回收处理。

⑧ 冷凝管水要保持畅通。不能用火焰直接加热烧瓶，根据反应温度要求，分别使用水浴、油浴或石棉网加热。

⑨ 在减压系统中应使用耐压仪器，不能使用锥形瓶、平底烧瓶等不耐压的容器。无论常压或减压蒸馏都不能将液体蒸干，以防局部过热或产生过氧化物而发生爆炸。

⑩ 禁用湿手或湿的物体接触电源。水、电用毕应立即关闭。点燃的火柴用后立即熄灭，不得乱扔。

⑪ 不少有机化合物有毒，因此实验时应注意通风，尽量避免吸入烟雾和蒸气。实验试剂不得入口。严禁在实验室内饮食，或把食具带入实验室。实验结束应洗净双手。

三、 事故的处理和急救

1. 火灾的处理

不慎失火时不要惊慌，须迅速切断电源，熄灭所有其他火源，并迅速移开周围易燃物品，就近寻找灭火器材进行灭火。药物化学实验室灭火，通常采用隔绝空气灭火法，通常不能用水。如容器中少量溶剂起火，可用石棉网、湿抹布或玻璃盖在容器口进行灭火；其他物品着火采用灭火器进行扑灭。衣服着火时，应保持冷静，切勿乱跑，应立即用石棉布覆盖着火处，就近用水冲淋或立即脱下衣服，必要时可卧地打滚。

2. 化学试剂灼伤的处理

（1）酸灼伤皮肤　应立即用大量的水冲洗（皮肤被浓硫酸沾污时切忌先用水冲洗，以免硫酸水合时强烈放热而加重伤势，应先用干抹布吸去浓硫酸，然后用清水冲洗），然后用 3%～5% 碳酸氢钠溶液淋洗，最后再用水洗。伤势严重者应送医院治疗。

（2）碱灼伤皮肤　应立即用大量的水冲洗，然后用 2% 乙酸溶液或 1% 硼酸溶液淋洗，最后再用水洗。

（3）溴灼伤皮肤　应立即用大量的水冲洗，然后用 10% 硫代硫酸钠溶液淋洗至灼伤处呈白色或用湿的硫代硫酸钠纱布覆盖灼伤处，至少 3h。

3. 割伤

玻璃割伤应先把伤口处的玻璃碎片取出，用水充分清洗伤口，用无菌的绷带或创可贴进行包扎和保护。伤口严重者，应先止血，并送医院处理。

4. 烫伤

因火焰或因触及灼热物体所致的小范围的轻度烫伤、烧伤，可通过立即将受伤部位浸入冷水中约 5min 以减轻疼痛，在伤处涂万花油或苦味酸溶液。重伤者立即送医院处理。

项目二　化学试剂基本知识 ▶▶

一、化学试剂的分类

化学试剂（chemical reagent）是进行化学研究、成分分析的相对标准物质。其用于物质的合成、分离、定性和定量分析，已广泛应用于工业、农业、医疗卫生、生命科学、生物技术、检验检疫、环境保护、能源开发、国防军工、科学研究和国民经济的各行各业。

化学试剂种类繁多，其分类方法目前国际上尚未统一，有的按用途-化学组成分类，如无机分析试剂、有机分析试剂、仪器分析试剂、基准试剂、生化试剂、指示剂等，有的按用途-学科分类，如通用试剂、高纯试剂、分析试剂、仪器专用分析试剂、有机合成研究用试剂、临床诊断试剂、生化试剂、新型基础材料和精细化学品等。我国的试剂规格基本上按纯度（杂质含量的多少）划分，共有高纯、光谱纯、基准、分光纯、优级纯、分析纯和化学纯等 7 种。国家和主管部门颁布质量指标的主要是优级纯、分析纯和化学纯 3 种，实验室常用实验试剂，共计 4 种，具体分述如下。

优级纯（guaranteed reagent，GR），又称一级品或保证试剂（99.8%），这种试剂纯度最高，杂质含量最低，适用于重要精密的分析工作和科学研究工作，使用绿色瓶标签。

分析纯（analytically pure，AR），又称二级试剂，纯度很高（99.7%），略次于优级纯，适用于重要分析及一般研究工作，使用红色瓶标签。

化学纯（chemically pure，CP），又称三级试剂（≥99.5%），纯度与分析纯相差较大，适用于工矿、学校一般分析工作，使用蓝色（深蓝色）标签。

实验试剂（laboratory reagent，LR），又称四级试剂，纯度较差，杂质含量不做选择，只适用于一般化学实验和合成制备，不能用于分析工作。

除了上述四个级别外，目前市场上尚有以下几种试剂。

基准试剂（primary reagent，PT），专门作为基准物用，可直接配制标准溶液。

光谱纯试剂（spectrum pure，SP），表示光谱纯净。但由于有机物在光谱上显示不出，所以有时主成分含量达不到 99.9% 以上，使用时必须注意，特别是作基准物时，必须进行标定。

纯度远高于优级纯的试剂叫作高纯试剂（≥99.99%）。高纯试剂是在通用试剂基础上发展起来的，它是为了专门的使用目的而用特殊方法生产的纯度最高的试剂。它的杂质含量要比优级纯试剂低 2~4 个或更多个数量级。因此，高纯试剂特别适用于一些痕量分析，而通常的优级纯试剂就达不到这种精密分析的要求。如原子吸收光谱纯级试剂（AA Pure Grade），绝大多数杂质元素含量低于10×10^{-9}，适合原子吸收光谱仪（AA）日常分析工作。

二、 化学试剂的安全知识

（一）危险化学品的定义、分类和确定原则

1. 定义

具有毒性、腐蚀、爆炸、燃烧、助燃等性质，对人体、设施、环境具有危害作用的剧毒化学品和其他化学品。

2. 分类

（1）爆炸品 指在外界作用下（如受热、摩擦、撞击等）能发生剧烈的化学反应，瞬间产生大量的气体和热量，使周围的压力急剧上升，发生爆炸，对周围环境、设备、人员造成破坏和伤害的物品。爆炸品在国家标准中分5项，其中有3项包含危险化学品，另外2项专指弹药等。

（2）压缩气体和液化气体 指压缩的、液化的或加压溶解的气体。这类物品当受热、撞击或强烈震动时，容器内压力急剧增大，致使容器破裂，物质泄漏、爆炸等。它分为3项。

① 易燃气体，如氨气、一氧化碳、甲烷等。

② 不燃气体（包括助燃气体），如氮气、氧气等。

③ 有毒气体，如氯（液化）、氨（液化）等。

（3）易燃液体 本类物质在常温下易挥发，其蒸气与空气混合能形成爆炸性混合物。

（4）易燃固体、自燃物品和遇湿易燃物品 这类物品容易引起火灾，按它的燃烧特性分为以下3项。

① 易燃固体指燃点低，对热、撞击、摩擦敏感，易被外部火源点燃，迅速燃烧，能散发有毒烟雾或有毒气体的固体，如红磷、硫黄等。

② 自燃物品指自燃点低，在空气中易于发生氧化反应放出热量，而自行燃烧的物品，如黄磷、三氯化钛等。

③ 遇湿易燃物品指遇水或受潮时，发生剧烈反应，放出大量易燃气体和热量的物品，有的不需明火就能燃烧或爆炸，如金属钠、氢化钾。

（5）氧化剂和有机过氧化物 这类物品具有强氧化性，易引起燃烧、爆炸。

① 氧化剂指具有强氧化性，易分解放出氧和热量的物质，对热、震动和摩擦比较敏感，如氯酸铵、高锰酸钾等。

② 有机过氧化物指分子结构中含有过氧键的有机物，其本身易燃易爆、极易分解，对热、震动和摩擦极为敏感，如过氧化苯甲酰、过氧化甲乙酮等毒害

品。其进入人或动物机体后，累积达到一定的量能与体液和组织发生生物化学作用或生物物理作用，扰乱或破坏机体的正常生理功能，引起暂时或持久性的病理改变，甚至危及生命，如各种氰化物、砷化物、化学农药等。

（6）放射性物品　它属于危险化学品，但不属于《危险化学品安全管理条例》的管理范围，国家另外有专门的法律法规来管理。

（7）腐蚀品　指能灼伤人体组织并对金属等物品造成损伤的固体或液体。

3. 危险化学品确定原则

危险化学品的品种依据化学品分类和标签国家标准 GB 13690—2019，从下列危险和危害特性类别中确定。

（1）物理危险

爆炸物：不稳定爆炸物、1.1、1.2、1.3、1.4。

易燃气体：类别 1、类别 2、化学不稳定性气体类别 A、化学不稳定性气体类别 B。

气溶胶（又称气雾剂）：类别 1。

氧化性气体：类别 1。

加压气体：压缩气体、液化气体、冷冻液化气体、溶解气体。

易燃液体：类别 1、类别 2、类别 3。

易燃固体：类别 1、类别 2。

自反应物质和混合物：A 型、B 型、C 型、D 型、E 型。

自燃液体：类别 1。

自燃固体：类别 1。

自热物质和混合物：类别 1、类别 2。

遇水放出易燃气体的物质和混合物：类别 1、类别 2、类别 3。

氧化性液体：类别 1、类别 2、类别 3。

氧化性固体：类别 1、类别 2、类别 3。

有机过氧化物：A 型、B 型、C 型、D 型、E 型、F 型。

金属腐蚀物：类别 1。

（2）健康危害

急性毒性：类别 1、类别 2、类别 3。

皮肤腐蚀/刺激：类别 1A、类别 1B、类别 1C、类别 2。

严重眼损伤/眼刺激：类别 1、类别 2A、类别 2B。

呼吸道或皮肤致敏：呼吸道致敏物 1A、呼吸道致敏物 1B、皮肤致敏物 1A、皮肤致敏物 1B。

生殖细胞致突变性：类别 1A、类别 1B、类别 2。

致癌性：类别 1A、类别 1B、类别 2。

生殖毒性：类别 1A、类别 1B、类别 2、附加类别。

特异性靶器官毒性-一次接触：类别 1、类别 2、类别 3。

特异性靶器官毒性-反复接触：类别 1、类别 2。

吸入危害：类别 1。

（3）环境危害

危害水生环境-急性危害：类别 1、类别 2。

危害水生环境-长期危害：类别 1、类别 2、类别 3。

危害臭氧层：类别 1。

（二）剧毒化学品的定义和判定界限

1. 定义

具有剧烈急性毒性危害的化学品，包括人工合成的化学品及其混合物和天然毒素，还包括具有急性毒性易造成公共安全危害的化学品。

2. 剧烈急性毒性化学品的判定界限

急性毒性类别 1，即满足下列条件之一。大鼠急性经口半数致死量（LD_{50}）$\leqslant$ 5mg·kg^{-1}，急性经皮 $LD_{50} \leqslant 50$mg·kg^{-1}，吸入（4h）$LC_{50} \leqslant 100$mL·m^{-3}（气体）或 0.5mg·L^{-1}（蒸气）或 0.05mg·L^{-1}（尘、雾）。急性经皮 LD_{50} 的实验数据，也可使用兔实验数据。

（三）药物化学实训中常见危险化学品试剂

出于安全考虑，在使用化学试剂之前，必须对其安全性能——是否易燃易爆，是否有腐蚀性，是否有毒，是否有放射性，是否有强氧化性等，有一个全面的了解，这样在使用时才能有针对性地采取一些安全防范措施，以避免由于使用不当造成的对实验人员及实验设备的危害。下面将根据化学试剂的安全性能分类，对药物化学实验室中常用化学试剂的使用注意事项分别加以介绍。

1. 易燃易爆化学试剂

一般将闪点在 25℃ 以下的化学试剂列入易燃化学试剂，它们多是极易挥发的液体，遇明火即可燃烧。闪点越低，越易燃烧。常见闪点在 -4℃ 以下的有石油醚、氯乙烷、乙醚、汽油、二硫化碳、丙酮、苯、乙酸乙酯。使用易燃化学试剂时绝对不能使用明火，加热也不能直接用加热器，一般用水浴加热。这类化学试剂应存放在阴凉通风处，放在冰箱中时，一定要使用防爆冰箱。曾经发生过将乙醚存放在普通冰箱而引起火灾，烧毁整个实验室的事故。在大量使用这类化学试剂的地方，一定要保持良好通风，所用电器一定要采用防爆电器，现场绝对不能有明火。

易燃试剂在激烈燃烧时可引发爆炸，一些固体化学试剂，如硝化纤维、苦味酸、三硝基甲苯、三硝基苯、叠氮或重氮化合物、硝酸盐等，遇热或明火极易燃烧或分解而发生爆炸，在使用这些化学试剂时绝对不能直接加热，也要注意周围不要有明火。

还有一类固体化学试剂，遇水即可发生激烈反应，并放出大量的热，也可产生爆炸。这类化学试剂有金属钾、钠、锂、钙、氢化铝、电石等，在使用这些化学试剂时一定要避免它们与水直接接触。

还有一些固体化学试剂与空气接触即能发生强烈氧化作用，如黄磷；还有一些与氧化剂接触或在空气中受热、受冲击或摩擦能引起急剧燃烧，甚至爆炸，如硫化磷、赤磷镁粉、锌粉、铝粉等。在使用这些化学试剂时，一定要注意周围环境温度不要太高（一般不要超过 30℃，最好在 20℃ 以下），不要与强氧化剂接触。

使用易燃易爆化学试剂的实验人员，要穿戴好必要的防护用具，最好戴上防护眼镜。

2. 有毒化学试剂

一般的化学试剂对人体都有毒害，在使用时一定要避免大量吸入，在使用完试剂后，要及时洗手、洗脸、洗澡，更换工作服。对于一些吸入或食入少量即能中毒致死的化学试剂，生物实验中半数致死量（LD_{50}）在 $50mg \cdot kg^{-1}$ 以下的称为剧毒化学试剂，如氰化钾和氰化钠及其他氰化物、三氧化二砷及某些砷化物、二氯化汞及某些汞盐、硫酸二甲酯等。在使用性能不清的化学试剂时，一定要了解它的 LD_{50}。对一些常用的剧毒化学试剂，一定要了解这些化学试剂中毒时的急救处理方法，剧毒化学试剂一定要有专人保管，严格控制使用量。

3. 腐蚀性化学试剂

任何化学试剂碰到皮肤、黏膜、眼、呼吸器官时都要及时清洗，特别是对皮肤、黏膜、眼、呼吸器官有极强腐蚀性的化学试剂（不论是液体还是固体），如各种酸和碱、三氯化磷、氯化氧磷、溴、苯酚等，更要避免碰到皮肤、黏膜、眼、呼吸器官。在使用前一定要了解接触到这些腐蚀性化学试剂的急救处理方法，如酸溅到皮肤上要用稀碱液清洗等。

4. 强氧化性化学试剂

强氧化性化学试剂都是过氧化物或是含有强氧化能力的含氧酸及其盐，如过氧化酸、硝酸铵、硝酸钾、高氯酸及其盐、重铬酸及其盐、高锰酸及其盐、过氧化苯甲酸、五氧化二磷等。强氧化性化学试剂在适当条件下可放出氧发生爆炸，并且与有机物、镁粉、铝粉、锌粉、硫等易燃物形成爆炸性混合物，有些与水也可能发生爆炸。在使用这类强氧化性化学试剂时，环境温度不要高于 30℃，通风要良好，并且不要与有机物或还原性物质共同使用（加热）。

5. 放射性化学试剂

使用这类化学试剂时，一定要按放射性物质使用方法，采取保护措施。

三、 常见试剂理化性质及应急处理措施

常见试剂理化性质、危险性与应急处理措施如表 1-1 所示。

表 1-1　常见试剂理化性质、危险性与应急处理措施

序号	化学品	理化性质	危险性	应急处理措施
1	甲醇	熔点：−97.8℃ 沸点：64.6℃ 引燃温度：385.0℃ 爆炸上限（体积分数）：44.0% 闪点：11℃ 外观与性状：无色澄清液体，有刺激性气味 溶解性：溶于水，可混溶于醇、醚等多种有机溶剂	危险性类别[①]：第 3.2 类，中闪点易燃液体 侵入途径：吸入、食入、经皮吸收 健康危害：对中枢神经系统有麻醉作用；对视神经和视网膜有特殊选择作用，可引起病变；可致代谢性酸中毒 急性中毒：短时大量吸入出现轻度眼和上呼吸道刺激症状；经一段时间潜伏期后出现头痛、头晕、乏力、眩晕、酒醉感、意识模糊、谵妄，甚至昏迷。视神经及视网膜病变，可有视物模糊、复视等，重者失明。代谢性酸中毒出现时会有二氧化碳结合力下降、呼吸加速等 慢性影响：神经衰弱综合征、自主神经功能失调、黏膜刺激、视力减退等；皮肤出现脱脂、皮炎等 燃爆危险：本品易燃，具刺激性	皮肤接触：脱去污染的衣着，用肥皂水和清水彻底冲洗皮肤 眼睛接触：提起眼睑，用流动清水或生理盐水冲洗。必要时需就医 吸入：迅速脱离现场至空气新鲜处，保持呼吸道通畅。如呼吸困难，及时给氧；如呼吸停止，立即进行人工呼吸。必要时需就医 食入：饮足量温水催吐。用清水或 1% 硫代硫酸钠溶液洗胃。必要时需就医 灭火剂：抗溶性泡沫、干粉、二氧化碳、砂土
2	乙醇	熔点：−117.3℃ 沸点：78.4℃ 引燃温度：363℃ 外观与性状：无色液体，有酒香 溶解性：与水混溶，可混溶于醚、氯仿、甘油等多种有机溶剂	危险性类别：第 3.2 类，中闪点易燃液体 侵入途径：吸入、食入、经皮吸收 健康危害：本品为中枢神经系统抑制剂。首先引起兴奋，随后抑制 急性中毒：急性中毒多发生于口服。一般可分为兴奋、催眠、麻醉、窒息四阶段；患者进入第三或第四阶段，出现意识丧失、瞳孔扩大、呼吸不规律、休克、循环衰竭及呼吸停止 慢性影响：在生产过程中长期接触高浓度本品可引起鼻、眼、黏膜刺激症状，以及头痛、头晕、疲乏、易激动、震颤、恶心等。长期酗酒可引起多发神经病、慢性胃炎、脂肪肝、肝硬化、心肌损害及器质性精神障碍等。皮肤长期接触可引起干燥、脱屑、皲裂和皮炎等 燃爆危险：本品易燃，具刺激性	皮肤接触：立即脱去污染的衣着，用大量流动清水冲洗至少 15min。必要时需就医 眼睛接触：提起眼睑，用流动清水或生理盐水冲洗。必要时需就医 吸入：迅速脱离现场至空气新鲜处，保持呼吸道通畅。如呼吸困难，及时给氧；如呼吸停止，立即进行人工呼吸。必要时需就医 食入：饮足量温水催吐。必要时需就医 灭火剂：抗溶性泡沫、干粉、二氧化碳、砂土

序号	化学品	理化性质	危险性	应急处理措施
3	冰乙酸	熔点：16.7℃ 沸点：118.1℃ 引燃温度：463℃ 外观与性状：无色透明液体，有刺激性酸臭 溶解性：溶于水、醚、甘油，不溶于二硫化碳	危险性类别：第8.1类，酸性腐蚀品 侵入途径：吸入、食入、经皮吸收 健康危害：吸入本品蒸气对鼻、喉和呼吸道有刺激性，对眼有强烈刺激作用。皮肤接触，轻者出现红斑，重者引起化学灼伤。误服浓乙酸，口腔和消化道可产生糜烂，重者可因休克致死 慢性影响：眼睑水肿、结膜充血、慢性咽炎和支气管炎。长期反复接触，可致皮肤干燥、脱脂和皮炎 环境危害：对环境有危害，对水体可造成污染 燃爆危险：本品易燃，具腐蚀性、强刺激性，可致人体灼伤	急救措施同硫酸 灭火剂：雾状水、抗溶性泡沫、干粉、二氧化碳
4	硫酸	熔点：10.5℃ 沸点：338.0℃ 外观与性状：纯品为无色透明油状液体，无臭 溶解性：与水混溶	危险性类别：第8.1类，酸性腐蚀品 侵入途径：吸入、食入、经皮吸收 健康危害：对皮肤、黏膜等组织有强烈的刺激和腐蚀作用。蒸气或雾可引起结膜炎、结膜水肿、角膜浑浊，以致失明；引起呼吸道刺激，重者发生呼吸困难和肺水肿；高浓度引起喉痉挛或声门水肿而窒息死亡。口服后引起消化道烧伤以致溃疡形成；严重者可能有胃穿孔、腹膜炎、肾损害、休克等。皮肤灼伤轻者出现红斑，重者形成溃疡，愈后瘢痕收缩影响功能。溅入眼内可造成灼伤，甚至角膜穿孔、全眼炎以致失明等 慢性影响：牙齿酸蚀症、慢性支气管炎、肺气肿和肺硬化 环境危害：对环境有危害，对水体和土壤可造成污染 燃爆危险：本品助燃，具强腐蚀性、强刺激性，可致人体灼伤	皮肤接触：立即脱去污染的衣着，用大量流动清水冲洗至少15min，然后涂抹碳酸氢钠。必要时需就医 眼睛接触：立即提起眼睑，用大量流动清水或生理盐水彻底冲洗至少15min。必要时需就医 吸入：迅速脱离现场至空气新鲜处，保持呼吸道通畅。如呼吸困难，及时给氧；如呼吸停止，立即进行人工呼吸。必要时需就医 食入：用水漱口，饮牛奶或蛋清。必要时需就医 灭火方法：消防人员必须穿全身耐酸碱消防服。 灭火剂：干粉、二氧化碳、砂土。避免水流冲击物品，以免遇水会放出大量热量发生喷溅而灼伤皮肤

序号	化学品	理化性质	危险性	应急处理措施
5	盐酸	熔点：－114.8℃（纯） 沸点：108.6℃(20%) 外观与性状：无色或微黄色发烟液体，有刺鼻的酸味 溶解性：与水混溶，溶于碱液	危险性类别：第8.1类，酸性腐蚀品 侵入途径：吸入、食入、经皮吸收 健康危害：接触其蒸气或烟雾，可引起急性中毒，出现眼结膜炎、鼻及口腔黏膜有烧灼感，鼻衄、齿龈出血、气管炎等。误服可引起消化道灼伤、溃疡形成，有可能引起胃穿孔、腹膜炎等。眼和皮肤接触可致灼伤 慢性影响：长期接触，引起慢性鼻炎、慢性支气管炎、牙齿酸蚀症及皮肤损害 环境危害：对环境有危害，对水体和土壤可造成污染 燃爆危险：本品不燃，具强腐蚀性、强刺激性，可致人体灼伤	急救措施同硫酸 灭火方法：用碱性物质如碳酸氢钠、碳酸钠、消石灰等中和，也可用大量水扑救
6	磷酸	沸点：260℃ 外观与性状：纯磷酸为无色结晶，无臭，具有酸味 溶解性：与水混溶，可混溶于乙醇	危险性类别：第8.1类，酸性腐蚀品 侵入途径：吸入、食入、经皮吸收 健康危害：蒸气或雾对眼、鼻、喉有刺激性。口服液体可引起恶心、呕吐、腹痛、血便或休克。皮肤或眼接触可致灼伤 慢性影响：鼻黏膜萎缩、鼻中隔穿孔。皮肤长期反复接触，可引起皮肤刺激 环境危害：对环境有危害，对水体可造成污染 燃爆危险：本品不燃，具腐蚀性、刺激性，可致人体灼伤	急救措施同硫酸 灭火方法：用雾状水保持火场中容器冷却，用大量水灭火
7	硝酸	熔点：－42℃（无水） 沸点：86℃（无水） 溶解性：与水混溶 外观与性状：纯品为无色透明发烟液体，有酸味	危险性类别：第8.1类，酸性腐蚀品 健康危害：其蒸气有刺激作用，引起眼和上呼吸道刺激症状，如流泪、咽喉刺激感、呛咳，并伴有头痛、头晕、胸闷等。口服引起腹部剧痛，严重者可有胃穿孔、腹膜炎、喉痉挛、肾损害、休克以及窒息，皮肤接触引起灼伤 慢性影响：长期接触可引起牙齿酸蚀症 燃爆危险：本品助燃，具强腐蚀性、强刺激性，可致人体灼伤 环境危害：对环境有危害，对水体和土壤可造成污染	急救措施同硫酸 灭火方法：消防人员必须穿全身耐酸碱消防服 灭火剂：雾状水、二氧化碳、砂土

序号	化学品	理化性质	危险性	应急处理措施
8	乙酸乙酯	燃烧性：易燃液体 熔点：−83.6℃ 沸点：77.2℃ 相对密度（水=1）：0.90 溶解性：微溶于水，溶于醇、酮、醚、氯仿等多种有机溶剂 外观与性状：无色澄清液体，有芳香气味，易挥发	侵入途径：吸入、食入、经皮吸收 健康危害：对眼、鼻、咽喉有刺激作用。高浓度吸入可引起进行性麻醉作用，急性肺水肿，肝、肾损害。持续大量吸入可导致呼吸肌麻痹。误服者可产生恶心、呕吐、腹痛、腹泻等。本品有致敏作用，因血管神经障碍而致牙龈出血；可致湿疹样皮炎 慢性影响：长期接触本品有时可致角膜浑浊、继发性贫血、白细胞增多等 燃爆危险：本品易燃，其蒸气与空气可形成爆炸性混合物，遇明火、高热能引起燃烧爆炸，与氧化剂接触会猛烈反应。其蒸气比空气重，能在较低处扩散到相当远的地方，遇明火会引起回燃	急救措施同硫酸 灭火剂：抗溶性泡沫、二氧化碳、干粉、砂土。用水灭火无效
9	甲苯	燃烧性：易燃 闪点：4℃ 爆炸下限：1.2% 爆炸上限：7.0% 引燃温度：535℃ 溶解性：不溶于水，可混溶于苯、醇、醚等多种有机溶剂 外观与性状：无色透明液体，有类似苯的芳香气味	侵入途径：吸入、食入、经皮吸收 健康危害：对皮肤、黏膜有刺激性，对中枢神经系统有麻醉作用 急性中毒：短时间内吸入较高浓度本品可出现眼及上呼吸道明显的刺激症状、眼结膜及咽部充血、头晕、头痛、恶心、呕吐、胸闷、四肢无力、步态蹒跚、意识模糊，重症者可有躁动、抽搐、昏迷等症状 慢性中毒：长期接触可发生神经衰弱综合征、肝大、女性月经异常等，皮肤出现干燥、皲裂、皮炎等现象	急救措施同硫酸 灭火剂：泡沫、干粉、二氧化碳、砂土。用水灭火无效
10	丙酮	熔点：−94.3℃ 沸点：56.2℃ 引燃温度：465℃ 爆炸上限（体积分数）：13.0% 外观与性状：无色透明易流动液体，有芳香气味，极易挥发 溶解性：与水混溶，可混溶于乙醇、乙醚、氯仿、油类、烃类等多种有机溶剂	危险性类别：第3.1类，低闪点易燃液体 侵入途径：吸入、食入、经皮吸收 健康危害：急性中毒主要表现为对中枢神经系统的麻醉作用，出现乏力、恶心、头痛、头晕、易激动，重者发生呕吐、气急、痉挛，甚至昏迷。本品对眼、鼻、喉有刺激性。口服后，先有口唇、咽喉出现烧灼感，后出现口干、呕吐、昏迷、酸中毒和酮症 慢性影响：长期接触该品可出现眩晕、灼烧感、咽炎、支气管炎、乏力、易激动等。皮肤长期反复接触可致皮炎 燃爆危险：本品极度易燃，具刺激性	急救措施同乙醇 灭火剂：抗溶性泡沫、二氧化碳、干粉、砂土。用水灭火无效

序号	化学品	理化性质	危险性	应急处理措施
11	乙腈	熔点：-45.7℃ 沸点：81.1℃ 引燃温度：524℃ 爆炸上限（体积分数）：16.0% 外观与性状：无色液体，有刺激性气味 溶解性：与水混溶，溶于醇等多种有机溶剂	危险性类别：第3.2类，中闪点易燃液体 侵入途径：吸入、食入、经皮吸收 健康危害：乙腈急性中毒发病较氢氰酸慢，可有数小时潜伏期，主要症状为衰弱、无力、面色灰白、恶心、呕吐、腹痛、腹泻、胸闷、胸痛；严重者呼吸及循环系统紊乱，呼吸浅且慢而不规则、血压下降、脉搏细而慢、体温下降，阵发性抽搐、昏迷。可有尿频、蛋白尿等 燃爆危险：本品易燃	皮肤接触：脱去污染的衣着，用肥皂水和清水彻底冲洗皮肤 眼睛接触：提起眼睑，用流动清水或生理盐水冲洗。必要时需就医 吸入：迅速脱离现场至空气新鲜处，保持呼吸道通畅。如呼吸困难，及时给氧；如呼吸停止，立即进行人工呼吸。必要时需就医 食入：饮足量温水催吐。用1：5000高锰酸钾或5%硫代硫酸钠溶液洗胃。必要时需就医 灭火剂：抗溶性泡沫、干粉、二氧化碳、砂土。用水灭火无效
12	氨水	外观与性状：无色透明液体，有强烈的刺激性臭味 溶解性：溶于水、醇	危险性类别：第8.2类，碱性腐蚀品 侵入途径：吸入、食入、经皮吸收 健康危害：吸入后对鼻、喉和肺有刺激性，可引起咳嗽、气短和哮喘等；重者发生喉头水肿，肺水肿，心、肝、肾损害。溅入眼内可造成灼伤；皮肤接触可致灼伤；口服灼伤消化道 慢性影响：反复低浓度接触，可引起支气管炎，可致皮炎 环境危害：对环境有危害 燃爆危险：本品不燃，具腐蚀性、刺激性，可致人体灼伤	急救措施同硫酸 灭火方法：采用水、雾状水、砂土灭火
13	氢氧化钠	沸点：1390℃ 外观与性状：白色不透明固体，易潮解 溶解性：易溶于水、乙醇、甘油，不溶于丙酮	危险性类别：第8.2类，碱性腐蚀品 侵入途径：吸入、食入、经皮吸收 健康危害：本品有强烈刺激和腐蚀性。粉尘刺激眼和呼吸道，腐蚀鼻中隔；直接接触皮肤和眼可引起灼伤；误服可造成消化道灼伤，黏膜糜烂、出血和休克 环境危害：对水体可造成污染 燃爆危险：本品不燃，具强腐蚀性、强刺激性，可致人体灼伤	急救措施同硫酸 灭火方法：用水、砂土扑救，但须防止物品遇水产生飞溅，造成灼伤

続表

序号	化学品	理化性质	危险性	应急处理措施
14	石油醚	熔点：−73.1℃ 沸点：138.6℃ 引燃温度：316℃ 闪点：49℃ 外观与性状：无色透明液体，有刺激性气味，其蒸气为催泪毒气 溶解性：溶于乙醇、乙醚、苯	危险性类别：第3.2类，中闪点易燃液体 侵入途径：吸入、食入、经皮吸收 健康危害：其蒸气或雾对眼睛、黏膜和呼吸道有刺激性，中毒表现可有烧灼感、咳嗽、喘息、喉炎、气短、头痛、恶心和呕吐。本品可引起周围神经炎，对皮肤有强烈刺激性 环境危害：对环境有危害，对水体、土壤和大气可造成污染 燃爆危险：本品极度易燃，具强刺激性	急救措施同硫酸 灭火剂：泡沫、二氧化碳、干粉、砂土。用水灭火无效
15	乙二胺	熔点：8.5℃ 沸点：117.2℃ 闪点：43℃ 引燃温度：385℃ 外观与性状：无色或微黄色黏稠液体，有类似氨的气味 溶解性：溶于水、醇，不溶于苯，微溶于乙醚	健康危害：本品蒸气对黏膜和皮肤有强烈刺激性。接触本品蒸气可引起结膜炎、支气管炎、肺炎或肺水肿，并可发生接触性皮炎。可有肝、肾损伤。皮肤和眼直接接触其液体可致灼伤。本品可引起职业性哮喘 环境危害：对环境有危害，对水体可造成污染 燃爆危险：本品易燃，具强腐蚀性、强刺激性，可致人体灼伤	急救措施同硫酸 灭火方法：用水喷射逸出液体，使其稀释成不燃性混合物，并用雾状水保护消防人员 灭火剂：水、抗溶性泡沫、干粉、二氧化碳、砂土
16	三氯甲烷	熔点：−96.7℃ 沸点：61.1℃ 引燃温度：615℃ 外观与性状：无色透明液体，有芳香气味 溶解性：微溶于水，溶于乙醇、乙醚	危险性类别：第6.1类，毒害品 侵入途径：吸入、食入、经皮吸收 健康危害：本品有麻醉作用，主要损害中枢神经系统和呼吸系统 急性中毒：轻者可有眩晕、头痛、呕吐以及眼和上呼吸道黏膜刺激症状；较重者则出现易激动、步态不稳、共济失调、嗜睡，可引起化学性支气管炎；重者昏迷，可有肺水肿。本品可致血中碳氧血红蛋白含量增高 慢性影响：长期接触主要导致头痛、乏力、眩晕、食欲减退、动作迟钝、嗜睡等。本品对皮肤有脱脂作用，可引起干燥、脱屑和皲裂等 燃爆危险：本品可燃，有毒，具刺激性	急救措施同乙醇 灭火方法：消防人员须佩戴防毒面具，穿全身消防服，在上风向灭火 灭火剂：雾状水、泡沫、二氧化碳、砂土

序号	化学品	理化性质	危险性	应急处理措施
17	乙醚	熔点：−116.2℃ 沸点：34.6℃ 相对密度（水＝1）：0.71 溶解性：微溶于水，溶于乙醇、苯、氯仿等多种有机溶剂	侵入途径：吸入、食入、经皮吸收 健康危害：本品具有麻醉作用，使用本品除引起黏膜刺激和头痛外，未见急性中毒病例 燃爆危险：本品易燃，遇高热、明火、氧化剂有引起燃烧爆炸的危险，接触空气或在光照条件下可生成具有潜在爆炸危险性的过氧化物	急救措施同硫酸 灭火剂：泡沫、干粉、二氧化碳、砂土
18	环己烷	熔点：6.5℃ 沸点：80.7℃ 相对密度（水＝1）：0.78 溶解性：不溶于水，溶于乙醇、乙醚、苯、丙酮等多种有机溶剂	侵入途径：吸入、食入、经皮吸收 健康危害：对眼和上呼吸道有轻度的刺激作用。持续吸入可引起头晕、恶心、嗜睡和其他一些麻醉症状。液体污染皮肤可引起痒感 燃爆危险：极易燃。其蒸气与空气可形成爆炸性混合物。本品遇明火、高热极易燃烧爆炸，与氧化剂接触发生强烈反应，甚至引起燃烧。在火场中，受热的容器有爆炸的危险。其蒸气比空气重，能在较低处扩散到相当远的地方，遇明火会引起回燃	急救措施同硫酸 灭火剂：泡沫、干粉、二氧化碳、砂土

①危险性类别参见 GB 13690—2019 附录 A。

项目三　药物化学实训常见玻璃仪器与设备

一、标准接口玻璃仪器简介

（一）概述

标准接口玻璃仪器是具有标准化磨口或磨塞的玻璃仪器。由于仪器口塞尺寸的标准化、系统化、磨砂密合，凡属于同类规格的接口，均可任意连接，各部件能组装成各种配套仪器。编号不同的磨口不可以直接相连，但借助于两端不同编号的磨口接头（变径）则可使之连接，通常用两个数字表示变径的大小，如接头14×19，表示该接头的一端为14号磨口，另一端为19号磨口。半微量仪器一般为10号和14号磨口，常量仪器磨口为19号以上。

使用标准接口玻璃仪器，既可免去配塞子的麻烦，又能避免反应物或产物被塞子污染。口塞磨砂性能良好，可使密合性达较高真空度，对蒸馏尤其是减压蒸馏有利，对于毒物或挥发性液体的实验较为安全。标准接口玻璃仪器，均按国际通用的技术标准制造，当某个部件损坏时，可以选购。

标准接口仪器的每个部件在其口塞上或下的显著部位均具有烤印的白色标志，表明规格。常用的有10、12、14、16、19、24、29、34、40等。

有的标准接口玻璃仪器有两个数字，如24/29，24表示磨口大端的直径为24mm，29表示磨口的高度为29mm。

（二）玻璃仪器的洗涤与干燥

养成用后即洗的习惯，是每个实验者都应该做到的。有些留在烧瓶里的残渣随着时间的推移会侵蚀玻璃表面，洗涤工作拖延愈久，残渣和玻璃的相互作用就愈深入。因此，用完的仪器应及时清洗，否则就会给洗涤工作带来很多困难。

一般清洗，可以先用自来水冲洗，然后用去污粉或洗衣粉进行洗涤；当瓶内留有碱性残渣或酸性残渣时，可用酸液或碱液来处理；若残渣可能溶于某种有机溶剂，则应选用适当的有机溶剂（如丙酮等）将残渣溶解；对于不易清洗的残渣及黏附在玻璃壁上的污垢，可先用纸擦去，再使用洗液来洗涤。最后，将洗净的仪器用自来水清洗2～3次，即可用于实验。用于精制产品或有机分析实验的玻璃仪器，洗涤干净后，还需用蒸馏水淋洗2～3次。洗净的玻璃仪器应清洁透明，内壁能完全被水湿润，不挂水珠。

洗净后的玻璃仪器，可让其自然晾干或使用电吹风、气流烘干器、烘箱等将仪器干燥。

二、 常用玻璃仪器及装置操作

（一）常用仪器

常用玻璃仪器如图 1-1 所示。

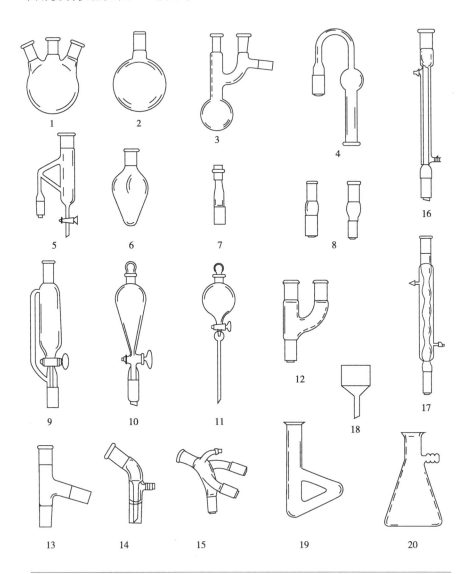

图 1-1 常用玻璃仪器

1—三颈瓶；2—圆底烧瓶；3—克氏蒸馏瓶；4—干燥管；5—分水器；6—梨形瓶；7—温度计套管；8—变径接头；9—恒压滴液漏斗；10—梨形滴液漏斗；11—球形滴液漏斗；12—Y形管；13—75°蒸馏头；14—真空接液管；15—多尾接液管；16—直形冷凝管；17—球形冷凝管；18—布氏漏斗；19—提勒管（b形管）；20—吸滤瓶（抽滤瓶）

使用磨口仪器时应注意：①保持磨口表面的清洁；②必要时在磨口处涂润滑剂；③用后立即拆卸、洗净，各个部件分开存放；④装配仪器时，应按照先下后上、先中间后两旁的顺序，并保证磨口连接处不受到应力。

（二）常用操作及装置

1. 回流操作及装置

回流装置如图 1-2 所示。其中图 1-2(a) 是一般的回流装置，若需防潮，可在冷凝管顶端装一氯化钙干燥管。若反应中有刺激性气体（如二氧化硫、氯化氢等）产生时，可用带有气体吸收的装置［见图 1-2(b)］。回流反应的加热方式可根据具体情况选用水浴、油浴、电热套等加热。

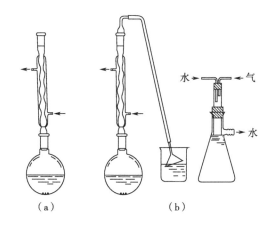

（a）　　　　　　　　（b）　　　　　图 1-2　回流装置

2. 搅拌操作及装置

搅拌装置如图 1-3 所示。反应过程中进行搅拌，可避免容器内局部过浓过热而导致其他副反应的产生或有机化合物的分解，并可缩短反应时间，提高产率。图 1-3(a) 是可以同时进行搅拌、回流、加料的装置，图 1-3(b) 还可同时测反应液的温度（如用四颈瓶可免去 Y 形管）。

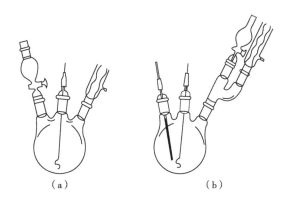

（a）　　　　　　　　（b）　　　　　图 1-3　搅拌装置

在进行搅拌时，根据需要可选择不同形状的搅拌棒。常用的搅拌棒如图 1-4 所示。

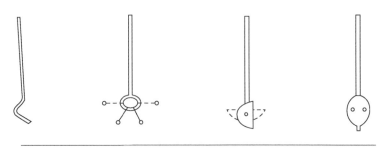

图 1-4　搅拌棒

3. 蒸馏操作及装置

（1）常压蒸馏装置　图 1-5 是常用的常压蒸馏装置，其中图 1-5（b）是蒸除较大量溶剂的装置，液体可从滴液漏斗中不断加入，调节滴入速率，使之与蒸出速率基本相等，可避免使用较大的蒸馏瓶。使用蒸馏装置时需注意：①一般液体的体积不能超过瓶容积的 2/3；②加沸石；③温度计水银球上端应与支管下端在同一水平面上；④整套装置必须与大气相通；⑤在任何情况下都不能将液体蒸干。

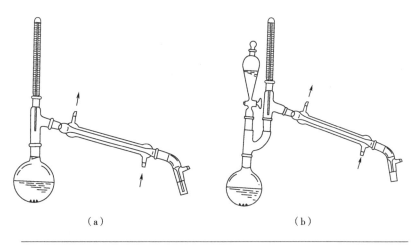

（a）　　　　　　　　　　　　　（b）

图 1-5　常压蒸馏装置

（2）减压蒸馏装置　减压蒸馏是分离、提纯液体（或低熔点固体）的一种重要方法，特别适用于在常压蒸馏时未达沸点即已受热分解、氧化或聚合的物质的蒸馏。减压蒸馏装置如图 1-6 所示。

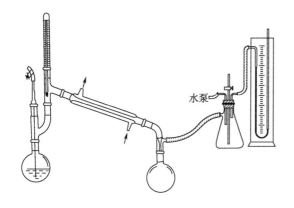

4. 重结晶及过滤

在药物的合成中，由原料经有机化学反应得到的产物往往是不纯的，常称之为粗产物，粗产物必须经过精制纯化，除去杂质后方可应用。最常用的精制纯化方法之一就是选用适当的溶剂进行重结晶，重结晶的目的在于提纯固体药物。当杂质含量多，一次不能提纯时，可与蒸馏、萃取、升华等操作相结合，来达到纯化药物的目的。重结晶的一般过程如下。

粗产物+溶剂 $\xrightarrow{溶解}$ 饱和溶液 $\xrightarrow{活性炭}$ 趁热抽滤
- → 活性炭滤饼（含不溶性杂质及有色杂质），弃去
- → 滤液 $\xrightarrow{放冷}$ 析出结晶 $\xrightarrow{抽滤}$
  - → 滤液（含可溶性杂质及少量产物）
  - → 结晶

重结晶过程中的过滤多采用水泵进行减压抽气过滤（简称抽滤）。抽滤装置见图 1-7，为了使过滤操作进行得快，常选用布氏漏斗进行抽滤。使用布氏漏斗时，要注意在漏斗的平底上铺一张没有折痕的圆滤纸，滤纸应盖住漏斗底部所有的孔，并比漏斗的内径略小。在进行抽滤操作时，先用适量的溶剂将滤纸湿润，以借助于抽吸使其紧贴于漏斗的底板上。过滤时，将溶液从布氏漏斗的中心先慢后快地倒入，以防溶液将滤纸冲起。趁热抽滤时，为了避免在过滤时溶液冷却、

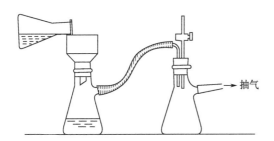

图 1-7　抽滤装置

结晶析出，造成操作困难和产品损失，可将布氏漏斗进行预热，必要时将抽滤瓶置热水浴中进行操作。每次抽滤时，都应尽可能地把滤饼（结晶或杂质）内的滤液抽干，结晶（或杂质）量大时可用玻塞压干。需要时，用适量溶剂（恰能浸润所有晶体）洗涤 1 次或数次。

为防止水倒吸入抽滤瓶内，可在抽滤瓶与水泵之间加装安全瓶。抽滤完毕后，先缓慢打开安全瓶上的活塞，使与大气相通，再关闭水泵。每次洗涤时，应先关闭水泵（或打开安全瓶的活塞），使溶剂充分浸润晶体，然后再进行抽气，以除去晶体表面的少量母液，达到纯化的目的。根据抽滤后所得母液的量及母液中溶解的结晶量，可考虑对溶剂、结晶的回收。

5. 加热与冷却

（1）加热 实验室的加热源一般使用酒精灯、电炉、水浴锅及电热套等，容器多为价廉易得的玻璃仪器，但玻璃仪器在加热过程中因剧烈的温度变化或受热不均易出现损坏的现象，同时直接火焰加热会使局部过热，不仅影响反应的受热均匀性，还会使某些化合物分解。因此，除了试管等少数的玻璃仪器使用明火加热外，绝大多数都是采取间接加热方式。实验室加热方式方法多样，常见的有以下几种。

①空气浴加热。直接利用煤气灯或电热套隔着石棉网对玻璃仪器加热即为空气浴加热，玻璃仪器离石棉网约 1cm，使中间间隙因石棉网下的火焰而充满热空气。这种加热方式较猛烈，且并不十分均匀，因而不适用于低沸点易燃液体的回流操作，也不能用于减压蒸馏操作。

②水浴加热。将受热容器放入水浴锅中，但要注意的是水浴的液面需略高于受热容器内的液面，且受热容器的底部不能触及水浴锅底部。水浴加热的优势是受热均匀，温度易调节控制，尤其适用于低沸点易燃溶剂或所需温度在 100℃ 以内的实验首选此种方法。

③油浴加热。当加热温度在 100～250℃ 时，可选择油浴加热。油浴的浴液常用的是硅油、真空泵油，其他还有石蜡油、植物油（如花生油、蓖麻油、豆油）等。不同种类的油加热的最高温度有差异，如液体石蜡可加热至 220℃，温度高时虽不分解但易燃烧；固体石蜡加热温度与液体石蜡相同，由于室温下呈固态，在加热完成后需及时从容器中取出；植物油也可加热到 220℃，但稳定性差，为了增加稳定性，可在其中加入 1% 的抗氧化剂；硅油和真空泵油虽然价格昂贵，但加热到 250℃ 以上仍具有良好的稳定性，不燃烧，为理想的浴液。使用油浴时需要特别注意的有：防止水滴溅入油中，以免产生泡沫或水滴飞溅伤人；防止油蒸气污染环境和引起火灾，可在油浴锅上加一个有圆孔的石棉板盖进行保护。

④砂浴加热。若加热温度在 250～350℃，可选择砂浴加热，即将干燥的细

砂装入铁盘中，并把受热容器埋入砂中，在铁盘下加热。由于砂子的热传导能力差且散热较快，故而受热容器底部砂子适当薄些，容器四周的砂子铺厚点。但砂浴也存在不足，就是温度分布不均匀，难以控制，限制了该法的使用。

（2）冷却　在药物合成中，某些反应由于反应剧烈需要在低温条件下控制反应速率，减少副反应的发生；有些反应属于放热反应，容易造成反应过程的温度不断升高，同样引起副反应及其他情况，如产物分解、冲料及爆炸事故等；有时为了减小溶质的溶解度或加速结晶析出，需要冷却的方法保持低温反应环境。实验实训中常用的冷却方法有如下几种。

① 自然冷却。将热的反应液在空气中放置一段时间，令其自然冷却至室温。

② 冷风冷却和水流冷却。若需要快速冷却，可用鼓风机吹风或在冷水流中冲淋装有欲冷却溶液的容器进行冷却。

③ 冷冻剂冷却。

a. 冰水冷却。使反应液的温度降至低于室温，较常用的冷冻剂是冰或冰水混合物。用水和碎冰的混合物作为冷却剂能更好地与容器壁接触，比单纯用冰块效果更好；若水不影响反应的进行，也可把碎冰直接投入反应器中，以便更有效地保持低温。

b. 冰盐冷却。若要在0℃以下进行操作，可将碎冰与无机盐按不同的比例混合，获得冰盐溶液冷冻剂，即把无机盐研碎，冰砸成小碎块均匀混合。如100g碎冰和30g氯化钠混合，可使温度降至−20℃。但使用冰盐冷却要注意过程中需随时搅拌。

c. 干冰或干冰与有机溶剂混合冷却。干冰和乙醇、异丙醇、丙酮、乙醚或氯仿等有机溶剂混合，可使温度冷却到−50～−78℃。将冷却剂放到杜瓦瓶（光口保温瓶）中或其他绝热效果好的容器中，保持冷却效果。此外，还可使用液氨、液氮等冷冻剂，分别可冷却至−33℃和−188℃。

④低温浴槽冷却。低温浴槽就如一个小冰箱，但冰室口向上，蒸发面用筒状不锈钢槽代替，冷却介质为乙醇或其他不冻液，外接制冷设备；也可通过连接外循环泵，使冷酒精外循环。适用于−30～30℃范围反应使用。

6. 干燥方法和干燥器的使用

（1）干燥方法　干燥是指除去固体、液体或气体中的水分。有机化合物在物性测试、参与反应或蒸馏前均要进行干燥处理。根据除水原理，干燥方法可分为物理方法和化学方法。

常见的物理方法有风干、加热、吸附、分馏、共沸蒸馏、超临界干燥等，也可采用离子交换树脂或分子筛、硅胶除水。离子交换树脂和分子筛均属多孔类吸水性固体，受热后又会释放出水分子，故可反复使用。

化学方法除水主要是利用干燥剂与水分发生可逆或不可逆反应来除水。例如，无水氯化钙、无水硫酸镁（钠）等能与水反应，可逆地生成水合物；另有一些干燥剂如金属钠、五氧化二磷、氧化钙等可与水发生不可逆反应生成新的化合物。

评价干燥剂的效果主要是从吸水容量、干燥效能及干燥速率等三个方面。吸水容量指单位质量干燥剂所能吸收的水量；干燥效能是指达到干燥平衡时液体被干燥的程度；而干燥速率是指达到干燥时所需要的时间。对于生成可逆结晶水类型的干燥剂常用吸水后形成的结晶水合物的结晶蒸气压来评价其效果，水蒸气压较低，表明干燥效能较高。

理想的干燥剂应具备吸水容量大、干燥效能高和干燥时间短的特点，而且不会与被干燥的物质发生化学反应，也不能溶解于被干燥的物质。常用的各类干燥剂性能见表 1-2。

表 1-2　常见干燥剂性能

干燥剂	吸水原理	吸水容量	干燥效能	干燥速率	适用范围
氯化钙	$CaCl_2 \cdot nH_2O$ $n=1、2、4、6$	0.97 （按 $CaCl_2 \cdot nH_2O$ 计）	中等	较快，但吸水后容易在其表面覆盖液体，应放置较长时间	烃、烯烃、丙酮、醚类和中性气体
硫酸镁	$MgSO_4 \cdot nH_2O$ $n=1、2、4、5、6、7$	1.05 （按 $MgSO_4 \cdot nH_2O$ 计）	较弱	较快	中性，应用范围广，可代替氯化钙并用于干燥酯、醛、酮、腈、酰胺等，可用于氯化钙不能干燥的化合物
硫酸钠	$Na_2SO_4 \cdot 10H_2O$	1.25	弱	缓慢	中性，一般用于有机液体的初步干燥
硫酸钙	$2CaSO_4 \cdot H_2O$	0.06	强	快	中性硫酸钙经常与硫酸钠配合，作为最后干燥之用
氢氧化钠（钾）	溶于水	—	中等	快	强碱性，用于干燥胺、杂环等碱性化合物
碳酸钾	$K_2CO_3 \cdot \frac{1}{2}H_2O$	0.2	较弱	慢	弱碱性，用于干燥醇、酮、酯、胺及杂环等碱性化合物，可代氢氧化钾
氧化钙（碱石灰、氧化钡等类同）	$CaO + H_2O \longrightarrow Ca(OH)_2$	—	强	较快	中性及碱性气体、胺、低级醇、乙醚

干燥剂	吸水原理	吸水容量	干燥效能	干燥速率	适用范围
五氧化二磷	$P_2O_5+3H_2O \longrightarrow$ $2H_3PO_4$	—	强	快，但吸水后表面有黏浆液覆盖，不利于后续操作	适于干燥烃、卤代烃、腈类等中的痕量水分或干燥中性及酸性气体，如乙炔、二氧化碳
分子筛	物理吸附	—	强	快	用于各类有机化合物的干燥

① 液体有机化合物的干燥：一般可将液体有机化合物与颗粒状干燥剂混在一起，以振荡的方式进行干燥处理。如果有机化合物中含水量较大，可分次进行干燥处理，直到重新加入的干燥剂不再有明显的吸水现象为止。例如，氯化钙仍保持颗粒状、五氧化二磷不再结块等。

a. 恒沸脱水干燥。对于乙醇等与水形成共沸混合物的液体有机物，在干燥时需要加入另一种有机物，在蒸馏时形成三元恒沸混合物，而后通过蒸馏可将水逐渐带出，从而达到干燥的目的。如把足量的苯加入到 95％乙醇中，苯、水和乙醇能形成三元恒沸混合物，经蒸馏除去乙醇中的水，得到 99.5％的无水乙醇。

b. 干燥剂脱水。待干燥的液体放入对应体积的容器中，按每 10mL 液体加入 0.5～1g 的比例分批添加干燥剂（块状的干燥剂需要进行适当的破碎处理）。若是遇水能产生气体的干燥剂，应在塞子上安装无水氯化钙的干燥管，既可排气，又可避免空气中水分进入，然后塞好塞子，振荡、静置，放置 30min 以上。如果干燥剂附着在瓶壁且粘连在一起，说明干燥剂用量不足，继续添加至被干燥的液体由浑浊变为无色透明；干燥剂呈松动的颗粒状，则表明水分基本上已被除去，滤除干燥剂即可。需要注意的是所得液体变透明不能完全说明该液体已不含水分，透明与否取决于水在化合物中的溶解度。另外干燥剂吸水为可逆过程，当温度超过 30℃时，形成水合物的干燥剂易发生脱水反应，降低干燥效果。但有时为了加快干燥速度，也可适当加热，应在冷却后再滤除干燥剂。

② 固体有机化合物的干燥：干燥固体有机化合物最简便的方法就是将其摊开在表面皿或滤纸上自然晾干，不过这只适合于非吸湿性化合物。如果化合物热稳定性好，且熔点较高，就可将其置于烘箱中或红外灯下进行烘干处理。对于那些易吸湿或受热时易分解的化合物，则可放置在干燥器中进行干燥。

（2）干燥器的使用　干燥器常用于易吸湿或在较高温度干燥时易分解变质的固体化合物的干燥或存放。常用的干燥器有普通干燥器［图 1-8(a)］和真空干燥器［图 1-8(b)］。真空干燥器的干燥效果较普通干燥器好。使用前，在干燥器盖

项目三　药物化学实训常见玻璃仪器与设备

与器身之间的磨口处应涂好凡士林，以使之密闭，干燥器的底部放置干燥剂，待干燥的样品放在瓷板上面。使用真空干燥器时，应注意抽气过程中以及抽真空后的安全问题。

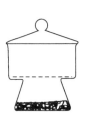 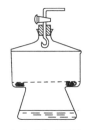

（a）普通干燥器　　　　　（b）真空干燥器　　　　图 1-8　干燥器

变色硅胶是常用的干燥剂，干燥时呈蓝色，吸水后变色而呈粉红色，将变色的硅胶置烘箱中加热干燥后复呈蓝色，可再使用。常用的干燥剂还有：五氧化二磷（可吸收样品中的水分）、无水氯化钙（吸收水和醇）、生石灰、氢氧化钠（吸收水和酸）、石蜡（吸收烃类如乙醚、氯仿、四氯化碳、苯等）。

真空恒温干燥器（干燥枪）如图 1-9 所示，它适用于少量物质的干燥（需干燥物质量较大时，可用真空恒温干燥箱）。干燥样品时，放五氧化二磷于干燥剂室中，将待干燥的结晶置于磁舟中，选择沸点与干燥温度相接近的液体置圆底烧瓶中，通过活塞将仪器抽真空后，加热回流烧瓶中的液体，使样品在恒定温度下得到干燥。

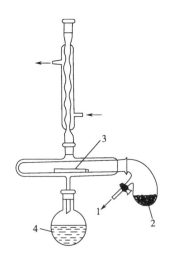

图 1-9　真空恒温干燥器
1—抽气；2—干燥剂室；3—磁舟；4—回流液

（3）注意事项

① $CaCl_2$ 吸水量大，速率快，价廉，但不适用于醇、胺、酚、酯、酸、酰胺等。

② Na_2SO_4吸水量大，但作用慢，效力低，宜作为初步干燥剂。

③ $MgSO_4$吸水量大，比 Na_2SO_4作用快、效力高。

④ K_2CO_3用于碱性化合物干燥，不适用于酸、酚等酸性化合物。

⑤ KOH、NaOH 适用于胺、杂环等碱性化合物，不适用于醇、酯、醛、酮、酸、酚及其他酸性化合物。

⑥ Na 适用于醚、叔胺、烃中痕量水的干燥，不适用于氯代烃、醇及其他对金属钠敏感的化合物。

⑦ P_2O_5不适用于干燥醇、酸、胺、酮、乙醚等化合物。

7. 实验产率的计算

在药物制备实验中，产物的实际产率是以百分产率来计算的。如下式：

$$产率（\%）=\frac{实际产量}{理论产量}\times100\%$$

理论产量是指根据反应方程式将原料全部转化为产物时计算所得的量。在进行一个制备实验时，通常并不是完全按照反应方程式所要求的比例投入各原料，有时为了提高产率，常需增加某一反应物的用量。究竟过量使用哪一种原料，则要根据该药物的合成反应特点、试剂的相对价格、反应完成后是否易于去除或回收以及能否引起副反应等因素来决定。此时理论产量应按投入量最少的原料计算。

实际产量是指实验中实际得到的产物的量，实际产量通常低于理论产量。这是由于有机化学反应多不能定量完成，原料不可能全部转化成产物；另有一部分原料可能消耗在副反应中；生成的产物中也有一些可能转化成其他物质，或在分离纯化操作时被带走而损失等。

示例：取水杨酸结晶 2.0g，乙酸酐 3.7g，加浓硫酸（催化剂）2 滴，加热。制得 2.7g 阿司匹林，试计算它的百分产率。

| 分子量 | 138.12 | 102.09 | 180.16 |
| 投料量 | 2.0g (0.018mol) | 5mL (0.052mol) | |

解析：从反应方程式中各物料的摩尔比可知乙酸酐是过量的。因此，理论产量应根据水杨酸的投料量来计算。0.018mol 水杨酸理论上应产生 0.018mol 阿司匹林，即

$$理论产量=0.018\times180.16=3.24（g）$$
$$实际产量=2.7（g）$$

$$产率（\%） = \frac{实际产量}{理论产量} \times 100\%$$

$$= （2.7/3.24）\times 100\%$$

$$= 83.3\%$$

三、药物化学实训常用设备（表1-3）

表1-3 设备简介与图片

设备简介	设备图片
1. 旋转蒸发仪 旋转蒸发仪是药物化学实验室中最常使用的减压蒸馏装置，主要用于去除反应溶液中的溶剂，对反应物溶液进行浓缩。其具有易于操作、安全方便、减压蒸馏效率高等优点，与之配套的装置是真空泵系统和冷却水循环装置	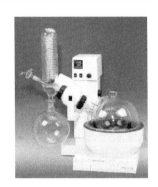
2. 磁力搅拌器 磁力搅拌器是药物化学实验室中经常使用的加热搅拌装置，基本原理是利用磁场的同性相斥、异性相吸的原理，使用磁场推动放置在容器中带磁性的搅拌子进行圆周运转，用于搅拌或同时加热搅拌低黏稠度的液体或固液混合物 配合加热温度控制系统，可以根据具体的实验要求加热并控制样本温度	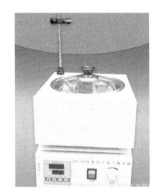
3. 电热恒温水浴锅 一般采用水槽式结构比较多，形态多为方形，内胆采用优质不锈钢材料，外壳采用优质冷轧板喷塑而成，内胆与外壳的夹层以玻璃棉绝热，加热快且省电，并装有恒温数字控制调节器，使用者可根据需要设定温度。电热恒温水浴锅可以根据需要设计成单孔、双孔、四孔、六孔及多孔等多种类型，适应不同的实验实训需要	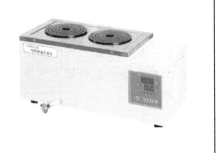

设备简介	设备图片
4. 加热板 将电能转变成热能以加热物体。加热板工作时，电流通过电热合金丝，电热合金丝就会发热，将电能转化为热能，并传导给外层的壳体，从而加热样品	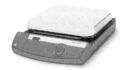
5. 电热套 电热套是实验室通用加热仪器的一种，由无碱玻璃纤维和金属加热丝编制的半球形加热内套和控制电路组成，多用于玻璃容器的精确控温加热。具有升温快、温度高、操作简便、经久耐用的特点，是做精确控温加热实验的最理想仪器，有不同的体积规格	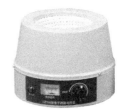
6. 真空干燥箱 真空干燥箱广泛应用于生物化学、化工制药、医疗卫生、农业科研、环境保护等研究应用领域，可以用于粉末干燥、烘焙以及各类玻璃容器的消毒和灭菌。特别适合于对热敏性、易分解、易氧化物质和复杂成分物品进行快速高效的干燥处理	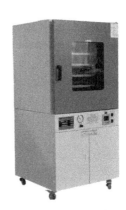
7. 制冰机 制冰机是一种将水通过蒸发器由制冷系统或制冷剂冷却后生成冰的制冷机械设备	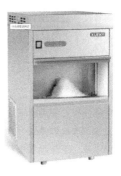

项目三　药物化学实训常见玻璃仪器与设备

设备简介	设备图片
8. 真空泵 真空泵是指利用机械、物理、化学或物理化学的方法对被抽容器进行抽气而获得真空的器件或设备。通俗来讲，真空泵是用各种方法在某一封闭空间中改善、产生和维持真空的装置。按真空泵的工作原理，真空泵基本上可以分为两种类型，即气体捕集泵和气体传输泵	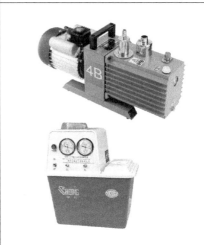
9. 低温冷却循环泵 低温冷却循环泵特别适用于需要维持低温条件进行工作的各种化学化工、生物制药、物理实验。它有提供低温液体、低温水浴的作用，可以结合旋转蒸发仪、真空冷冻干燥箱、循环水式真空泵、磁力搅拌器等仪器，进行多功能低温下的化学反应作业以及对药物储存	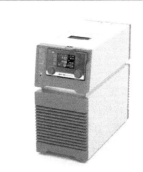
10. 电子天平 用电磁力平衡被称物体重力的天平称为电子天平。其特点是称量结果准确可靠、显示快速清晰，并且具有自动检测系统、简便的自动校准装置以及超载保护装置等。根据精度有超微量电子天平、微量天平、半微量天平和常量天平等类型	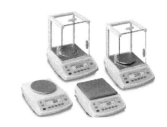
11. 熔点仪 在有机化学领域中，熔点测定是辨认物质本性的基本手段，也是纯度测定的重要方法之一。因此，熔点测定仪在化学工业、医药研究中具有重要地位，是生产药物、香料、染料及其他有机晶体物质的必备仪器	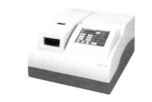

设备简介	设备图片
12. 微波合成反应仪 微波合成反应仪能催化完成加成、取代、酯化、水解、烷（酰）基化、聚合、缩合、环合和氧化等许多类型的有机、药物和生物化学反应及食品、天然产物和矿物的溶剂萃取等物理过程。其适用于有机合成化学、药物化学、食品科学、检疫防疫、军事化学、分子生物学、分析化学、无机化学、石油化工、材料科学、生物医学等相关领域	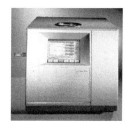
13. 玻璃反应釜 常用的实验室 5L 玻璃反应釜可在恒温条件下进行各种溶剂合成反应，仪器反应部分为可操控全密封结构，可利用负压连续吸入各种液体和气体，也可在不同温度下做回流或蒸馏实验。其结构是由机械部分、变频调速器、加热部分和玻璃部分四大部分组成，有单层和双层之分	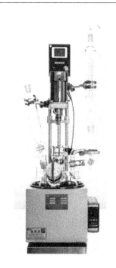
14. 通风橱 通风橱只是实验室通风系统的一部分。因为不允许将实验室空气再循环到设施的其余部分，所以将非实验区域服务的空气处理单元与实验室单元隔离开来。通风橱用于疏散有害水平的污染物	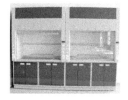
15. 多头平行搅拌装置 多头平行搅拌装置为新型的药物化学仪器，该装置可同时进行 10～15 个平行反应，其使用可以大大提高工作效率，节省实验仪器及实验室空间、能源的使用。该装置也可用于药化实验中反应条件的摸索	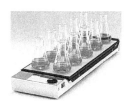

设备简介	设备图片
16. 多头有机合成仪 　多头有机合成仪是目前较为先进的药物化学实验用装置。该仪器可以同时进行 5 个不同条件的有机反应，5 个反应同时进行，互不干扰。反应温度可以精确控制在 $-10\sim150$℃，搅拌速率也可以调节。其使用可以大大提高探索反应条件的效率。尤其适用于各种反应条件皆不明确的有机反应，可以结合统计学中的正交设计在较短时间内找到某反应的最佳反应条件	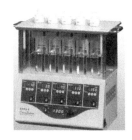

模块二

药物化学专业基本技能实训

任务 熔点和溶解度的测定

 实训目的

1. 知识目标

掌握《中华人民共和国药典》（简称《中国药典》）中熔点和溶解度的含义；理解熔点和熔距、溶解度等相关术语的意义。

2. 能力目标

掌握用微机熔点仪测定药物熔点的操作方法及应用熔点测定来鉴别药物的种类和鉴定药物的纯度；掌握《中国药典》中测定药物溶解度的一般方法。

3. 素质目标

树立质量标准意识和规范的操作态度。

实训原理

一、熔点测定原理

1. 熔点和熔距

将固体物质加热到一定的温度，当物质固态和液态的蒸气压相等时，即从固态转变为液态。在大气压下，物质的固态和液态平衡时的温度称为该物质的熔点。纯净的固体有机化合物一般都有固定的熔点，即在一定的压力下，固液两态之间的变化是非常明显的。从开始熔化到全部熔化的温度变化不超过 $0.5 \sim 1$℃，此范围称为熔距（也称熔程）。混有杂质时，熔点下降，熔距变长。因此，通过测定熔点可以初步判断该化合物的纯度；也可以将两种物质混合后，看其熔点是否下降，以此来判断这两种熔点相近的化合物是否为同一物质。

加热纯药物，当温度接近其熔点范围时，升温速率随时间变化约为恒定值，此时用加热时间（t）对温度作图（T）（图 2-1）。

药物在温度不到熔点时以固相存在，加热使温度上升，达到熔点开始有少量液体出现，而后固液相平衡；继续加热，温度不再变化，此时加热所提供的热量使固相不断转变为液相，两相间仍为平衡；最后的固体熔化后，继续加热则温度呈线性上升。因此在接近熔点时，加热速率一定要慢，每分钟温度升高不能超过 0.2℃，只有这样，才能使整个熔化过程的条件尽可能接近于两相平衡条件，测

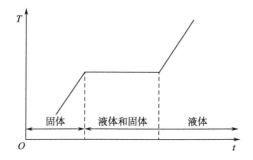

固体 | 液体和固体 | 液体

图 2-1　相随时间和温度的变化

得的熔点也更精确。

　　当药物中含杂质时（假定两者不形成固溶体），根据拉乌尔定律可知，在一定的压力和温度条件下，在溶剂中增加溶质，导致溶剂蒸气分压降低（图 2-2 中 $M'L'$），固液两相交点 M' 即代表含有杂质化合物达到熔点时的固液相平衡共存点，$T_{M'}$ 为含杂质时的熔点。显然，此时的熔点值较纯净品要低。

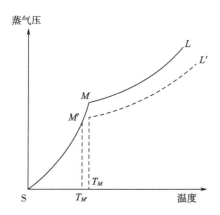

图 2-2　物质蒸气压随温度变化曲线

　　2. 混合熔点

　　在鉴定某未知药物时，如测得其熔点和某已知药物的熔点相同或相近时，不能就简单地认为它们为同一物质，还需把它们混合，测该混合物的熔点。若混合物熔点仍不变，才能认为它们为同一物质；若混合物熔点降低，熔距增大，则说明它们为不同的物质。此种混合熔点实验，是检验两种熔点相同或相近的药物是否为同一物质的最简便方法。多数药物的熔点都在 300℃ 以下，较易测定，但也有一些药物在其熔化以前就发生分解，只能测得分解点。

二、药物的溶解度

　　药物的溶解度是指在一定的温度下，药物溶解于一定溶剂中的最大量。溶解度是药品的一种物理性质，在药物的分离、提取、精制、分析时都要涉及溶解度。《中国药典》中对药物溶解度的表述如下：各正文品种项下选用的部分溶剂及其在该溶剂中的溶解性能，可供精制或制备溶液时参考；对在特定溶剂中的溶解性能需作质量控制时，应在该品种检查项下另作具体规定。药品的近似溶解度以下列名词表示：

极易溶解　　　系指溶质 1g（mL）能在溶剂不到 1mL 中溶解；

易溶　　　　　系指溶质 1g（mL）能在溶剂 1～不到 10mL 中溶解；

溶解　　　　　系指溶质 1g（mL）能在溶剂 10～不到 30mL 中溶解；

略溶　　　　　系指溶质 1g（mL）能在溶剂 30～不到 100mL 中溶解；

微溶　　　　　系指溶质 1g（mL）能在溶剂 100～不到 1000mL 中溶解；

极微溶解　　　系指溶质 1g（mL）能在溶剂 1000～不到 10000mL 中溶解；

几乎不溶或不溶 系指溶质 1g（mL）在溶剂 10000mL 中不能完全溶解。

药物溶解度测定的一般方法为：除另有规定外，称取研成细粉的供试品或量取液体供试品，置于 25℃±2℃ 一定容量的溶剂中，每隔 5min 强力振摇 30s；观察 30min 内的溶解情况，如看不见溶质颗粒或液滴时，即视为完全溶解。

📖 实训材料

1. 试剂药品

葡萄糖（原料药或口服葡萄糖粉末）、苯酚、苯甲酸、磺胺甲噁唑（原料药或片剂）、水杨酸等。

2. 仪器设备

200℃温度计（具塞）×2/每组、表面皿×2/每组、WRS-2 熔点仪、天平、铁架台、万用夹、10mL 量筒、100mL 量筒、毛细管、玻璃管、试管、100mL 烧杯、250mL 锥形瓶、玻璃棒、药匙等。

📄 实训内容

一、 熔点的测定

1. 粉碎

取干燥的苯甲酸和水杨酸粉末各约 0.1g 放于两个干净表面皿上，用玻璃棒将其研细并集成一堆。

2. 装管

把毛细管开口一端垂直插入堆集的样品中，使一些样品进入管内，然后管口向上，放入长 50～60cm 垂直桌面的玻璃管中，管下可垫一表面皿，使之自由落于表面皿上，如此反复几次后，将样品均匀装实，样品高度 2～3mm。

3. 测熔点

接通 WRS-2 熔点仪，稳定 20min 后，根据光标设定起始温度和升温速率，按确认键。

当实际炉温达到预设温度并稳定后，可插入样品毛细管，按升温键，操作提示显示"↑"，此时仪器将按照预先设定的工作参数对样品进行测量。

当到达初熔点时，显示初熔温度；当到达终熔点时，显示终熔温度；同时显示熔化曲线。

4. 重复测定熔点

每一次测定必须用新的毛细管另装试样，不得将已测过熔点的毛细管冷却，使其中试样凝固后再进行测定。只要电源未切断，上述读数数值将一直保留。

若想测量另一新样品，输入完"起始温度"并按 Enter 键后，原先的曲线将自动清除，开始下一样品的测量。

二、 溶解度测定

分别取葡萄糖、苯酚、苯甲酸、磺胺甲噁唑各 0.1g，分别置于试管、小烧杯、锥形瓶中，依照溶解度测定的一般方法进行操作，记录溶剂水的用量。

 实训提示

① 测定溶解度时要观察待测物质 30min 内的溶解情况，每隔 5min 强烈振摇 30s，直到看不见溶质颗粒或液滴时，才视为完全溶解。有部分药物可能会出现溶解后复沉淀的现象。

② 样品不干燥或含有杂质，会使熔点偏低，熔距变大。毛细管必须洁净，如含有灰尘等，能产生 4～10℃ 的误差。

③ 样品粉碎要细，填装要实，否则产生空隙，不易传热，造成熔距变大。毛细管底未封好会产生漏管。

④ 设定起始温度切勿超过仪器使用范围（<300℃），否则仪器将会损坏。

⑤ 某些样品起始温度高低对熔点测定结果是有影响的，应确定一定的操作规范。如线性升温速率选 1℃/min，起始温度应比熔点低 3～5℃；线性升温速率选 3℃/min，起始温度应比熔点低 9～15℃，一般应以实验确定最佳测试条件。未知熔点的样品可先用快速升温或高的速率，得到初步熔点范围后再精测。

⑥ 有参比样品时，可先测参比样品，根据要求选择一定的起始温度和升温速率进行比较测量，用参比样品的初、终熔读数作考核的依据。有熔点标准品作温度传递标准的单位可根据临近标准品读数对结果加以修正。

⑦ 被测样品最好一次填装 5 根毛细管，分别测定后废弃最大值和最小值，取用中间 3 个读数的平均值作为测定结果，以消除毛细管及样品制备、填装带来的偶然误差。每次测定要等设定温度稳定了才能插入毛细管。

⑧ 测定较高熔点样品后再测较低熔点样品，可直接输入低熔点样品起始温度，仪器将自动降温。

⑨ 毛细管插入仪器前用软布将外面污染的物质擦净，否则时间长了插座下面会积垢，导致无法检测。

实训思考

① 熔点测定过程中为什么升温不能太快？

② 为什么使用过的毛细管不能再重复使用？

③ 两种熔点相同的药物，以任何比例相混合，混合物的熔点会改变吗？为什么？

④ 分别测得样品 A 和 B 的熔点都为 100℃，将它们按任意比例混合后的熔点仍为 100℃，这说明什么？

知识拓展

微机熔点仪工作原理

微机熔点仪采用光电检测、液晶显示等技术，能自动显示初熔和终熔温度、熔化曲线记录及自动求取熔点的平均值等。仪器工作参数可自动保存，具有无需人工监视而自动测量的功能。仪器采用《中国药典》规定的毛细管作为样品管。

工作原理：物质在结晶状态时反射光线，在熔融状态时透射光线。因此，物质在熔化过程中随着温度的升高会产生可见光透射比的跃变。图 2-3 是典型的结晶熔化曲线（图中 A 点所对应的温度 T_a 称为初熔点；B 点所对应的温度 T_b 称为终熔点（或全熔点）；AB 称为熔距（即熔化间隔或熔化范围）。

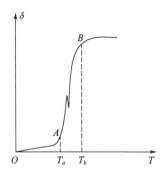

图 2-3 结晶熔化曲线

仪器的工作原理如图 2-4 所示。自白炽灯源发生的光，经光纤穿过电热炉和毛细管座的透光孔会聚在毛细管中，透过熔融样品的光，由硅光电池接收。当温度上升时，样品在熔化的过程中，光通量变大，经微机记录，显示熔化曲线及初熔和终熔温度。温度检测采用直接插入毛细管底部的铂电阻作探头，所得的测温信号经电压放大送至 A/D 转换器，由软件计算温度并显示，通过键盘输入可得到相应的升温速率。输入的起始温度，经 D/A 转换器与测温单元所得的温度模拟电压一同送入加法器，其输出的偏差讯号经调节器驱动加热执行。当电热炉实际温度高于 D/A 转换的模拟温度时，电热炉降温。当实际温度低于 D/A 转换的模拟温度时或未达到设定的起始温度时，加热电流加大。通过这样一个闭环系统及软件对温度的自动校正实现电热炉的跟随功能，同时也消除了季节温差对预置温度的影响。

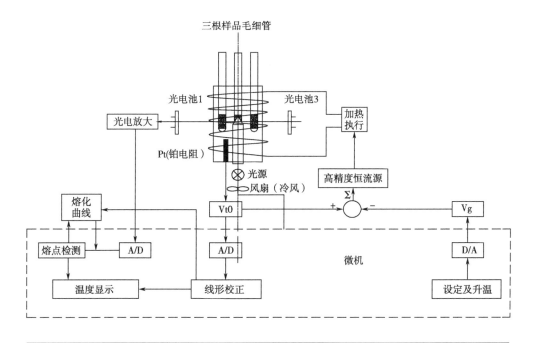

图 2-4　微机熔点仪工作原理

除了微机熔点仪，常用的还有数字显微熔点仪，须结合显微镜观察。

溶解度和熔点的测定考核评分标准

测试项目		指标分值	测 评 标 准				项目得分
			完全达到	基本达到	部分达到	少量达到	
1	实训原理	10	1. 熔点测定 2.《中国药典》规定溶解度测定一般方法				
2	熔点测定	50	1. 正确粉碎和装管 2. 熔点仪接通电源直至稳定 3. 正确设定起始温度和升温速率 4. 正确插入毛细管 5. 正确读数 6. 正确重复测定熔点				
3	溶解度测定	30	1. 正确称量 2. 正确操作溶解度测定和记录				
4	实训态度	5	1. 实事求是的科学实验作风 2. 遵守实验、实训规章制度和安全守则 3. 实验服保持清洁，认真操作，不高声谈笑				
5	实训习惯	5	1. 台面整洁，仪器摆放有序，爱护仪器，节约试剂 2. 操作规范，有条不紊，实训报告书写标准 3. 实验结束后能很好地做好收尾工作				
总　分							

测试时间：　　年　月　日　　　　考评教师：

项目二 药物稳定性实训 ▶▶

 任务 1 **阿司匹林的水解变质实训**

实训目的

1. 知识目标

掌握阿司匹林水解变质反应结构特点及与外界因素的关系。

2. 能力目标

可以熟练地进行水解实验的规范操作及认识预防水解的重要性。

实训原理

阿司匹林由于分子中存在酯键，在一定的外界因素的影响下，可以水解生成水杨酸。水杨酸与三氯化铁生成紫堇色的配位化合物，其颜色深浅与药物水解程度呈正比，通过比较各种条件下的配位化合物颜色的深浅，可分析外界因素对其稳定性的影响。

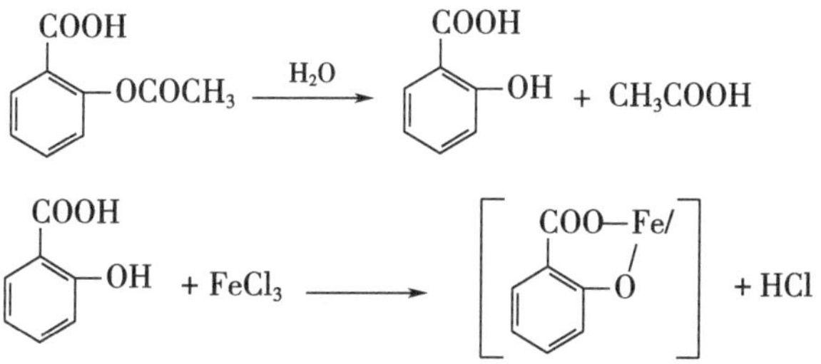

$$\text{（COOH）—OCOCH}_3 \xrightarrow{\text{H}_2\text{O}} \text{（COOH）—OH} + \text{CH}_3\text{COOH}$$

$$\text{（COOH）—OH} + \text{FeCl}_3 \longrightarrow \left[\text{（COO—Fe/）—O/}\right] + \text{HCl}$$

实训材料

1. 试剂药品

阿司匹林、无水乙醇、纯化水、乙酸、氢氧化钠试液、盐酸、三氯化铁试液等。

2. 仪器设备

烧杯、移液管、刻度试管、电热恒温水浴锅、分析天平、量筒、pH 试纸、容量瓶等。

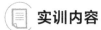

实训内容

取阿司匹林 0.1g，溶于 10mL 无水乙醇中，分别量取 2.00mL 置于 4 支试管中（1 号、2 号、3 号、4 号）。2 号试管中加入纯化水 3mL，3 号试管中加入乙酸 3mL，4 号试管中滴加氢氧化钠试液至 pH 为 10～12。将四支试管同时水浴加热 5min，取出后迅速冷至室温，将 4 号试管用盐酸调节 pH 至 2～3，然后分别往四支试管中加纯化水至 10mL，分别加入三氯化铁试液各 1mL，比较反应结果。

实验结果与分析

药物＋试剂	实验条件	显色剂	颜色深浅顺序
阿司匹林＋无水乙醇	水浴加热	三氯化铁试液	
阿司匹林＋无水乙醇＋水	水浴加热	三氯化铁试液	
阿司匹林＋无水乙醇＋乙酸	水浴加热	三氯化铁试液	
阿司匹林＋无水乙醇＋氢氧化钠试液	水浴加热	三氯化铁试液	
实验结论			

实训提示

为了保证实验结果的准确性，实验所取用的试管一定要保持干燥无水状态。

实训思考

哪些结构类型的药物在一定条件下容易发生水解反应？影响药物水解变质的外界因素有哪些？

任务 2　盐酸普鲁卡因水解变质实训

实训目的

1. 知识目标

掌握盐酸普鲁卡因的结构特点及 pH 对盐酸普鲁卡因溶液稳定性的影响。

熟悉硅胶薄层层析法基本知识。

2. 能力目标

学会硅胶薄层板的制备及掌握检查药物中杂质的方法。

🧩 实训原理

盐酸普鲁卡因为局部麻醉药，作用强，毒性低。临床上主要用于浸润麻醉、脊椎麻醉及传导麻醉。盐酸普鲁卡因化学名为 2-（二乙氨基）乙基 4-氨基苯甲酸酯盐酸盐，化学结构式为：

$$H_2N-\!\!\!\bigcirc\!\!\!-COOCH_2CH_2N(C_2H_5)_2 \cdot HCl$$

盐酸普鲁卡因为白色细微针状结晶或结晶性粉末，无臭，味微苦，随后有麻痹感。易溶于水，略溶于乙醇，微溶于氯仿，几乎不溶于乙醚。本品的熔点为 153～157℃。

盐酸普鲁卡因溶液不稳定，易被水解，在一定温度下，水解速率随氢氧离子浓度的增加而加快。

反应如下：

$$\underset{\overset{|}{COOCH_2CH_2N(C_2H_5)_2 \cdot HCl}}{\overset{\overset{NH_2}{|}}{\bigcirc}} \xrightarrow{NaOH/H_2O} \underset{\overset{|}{COONa}}{\overset{\overset{NH_2}{|}}{\bigcirc}} + HO(CH_2)_2N(C_2H_5)_2 + NaCl$$

📖 实训材料

1. 试剂药品

层析用硅胶 GF_{254}、0.5%羟甲基纤维素（CMC）溶液、0.2%对氨基苯甲酸溶液、0.4%盐酸普鲁卡因溶液、$0.1mol \cdot L^{-1}$盐酸、$0.1mol \cdot L^{-1}$氢氧化钠、丙酮、1%盐酸、对二甲氨基苯甲醛试液等。

2. 仪器设备

研钵、玻璃板（5cm×20cm）、毛细管、层析缸、电热恒温水浴锅、电吹风、紫外灯、显色剂喷雾器、pH 试纸、50mL 量筒、100mL 量筒、10mL 烧杯×2、50mL 烧杯、100mL 烧杯、200mL 烧杯、小勺、滴管、格尺、50mL 分液漏斗、铅笔、5mL 移液管、10mL 移液管等。

实训内容

1. 薄层层析板的制备

取层析用硅胶 GF_{254} 粉 2.5g，加 0.5% CMC 溶液 7.5mL，于研钵中研磨成糊状，涂铺在平滑洁净玻璃板（5cm×20cm）上，阴干，备用。

2. 试液的制备

（1）标准液的制备

① 0.2% 对氨基苯甲酸溶液，作为点样液 A。

② 0.4% 盐酸普鲁卡因溶液，作为点样液 B。

（2）供试液的制备

① 取 0.4% 盐酸普鲁卡因溶液 5mL，用 $0.1mol \cdot L^{-1}$ 盐酸调至 pH 2～3，沸水浴中加热 25min，倾入 10mL 烧杯中，作为点样液 C。

② 取 0.4% 盐酸普鲁卡因溶液 5mL，用 $0.1mol \cdot L^{-1}$ 氢氧化钠调至 pH 9～10，沸水浴中加热 25min，倾入 10mL 烧杯中，作为点样液 D。

3. 点样

在制好的层析板上，距下端边缘 2.5cm 处，分别用毛细管取点样液 A、B、C、D 进行点样，两点间相距 1cm，于靠边一侧相距约 1cm。

4. 展开

用丙酮与 1% 盐酸（9：1）混合液作为展开剂，置于密闭的层析槽中，待饱和 30min 后，将已点样的层析板放入，用倾斜上行法展开，展开剂上升与点样的位置相距一定距离处（一般为 10～15cm）取出层析板，风干。

5. 显色

用对二甲氨基苯甲醛试液（对二甲氨基苯甲醛 1g，溶于 30% 盐酸 25mL 及甲醇 75mL 混合液中）喷雾显色，或在紫外分析灯下看展开的斑点，用铅笔画好。

6. 计算

根据点样液原点到展开剂上行前沿的距离与点样原点到上行色点中心距离相比求出比移值（R_f 值）。

实训思考

① 盐酸普鲁卡因溶液的稳定性受哪些因素的影响？

② 为什么用对二甲氨基苯甲醛试液显色？

③ 薄层层析法在药物分析中有何用途？

任务 3 **青霉素钠、苯巴比妥钠和尼可刹米水解变质实训**

实训目的

1. 知识目标

掌握药物结构与水解变质反应的关系及原理。

熟悉影响药物水解变质反应的外界因素。

2. 能力目标

能熟练进行水解实验的规范操作及认识预防水解的重要性。

熟悉防止药物发生水解变质反应的常用方法。

实训原理

1. 青霉素钠发生分子内重排生成青霉二酸的白色沉淀。

2. 苯巴比妥钠水解破坏，生成苯基乙基乙酰脲，继而进一步分解放出氨气。

3. 尼可刹米酰胺键断裂，水解产物为二乙胺和烟酸。

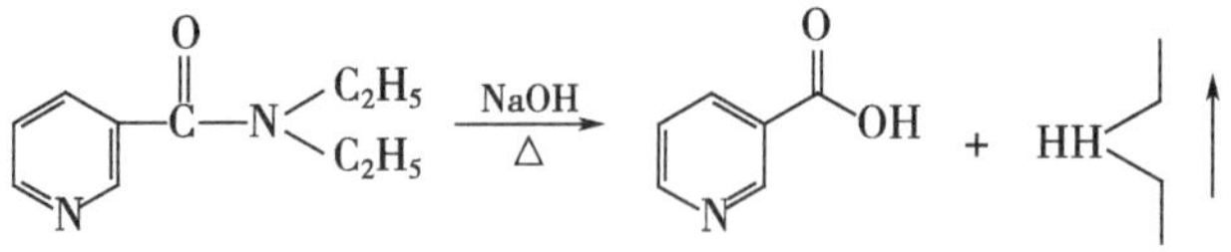

实训材料

1. 试剂药品

青霉素钠、苯巴比妥钠、尼可刹米、10％氢氧化钠试液、稀盐酸、蒸馏水、红色石蕊试纸等。

2. 仪器设备

恒温水浴锅、试管、分析天平等。

实训内容

1. 青霉素钠的水解反应

① 取青霉素钠约 0.1g，加水 5mL 使溶解，观察溶液是否澄清无色，放置 2h 后，观察溶液有何变化？

② 取青霉素钠约 0.1g，加水 5mL 使溶解，加稀盐酸 2 滴，观察有何现象发生？

2. 苯巴比妥钠的水解反应

① 取苯巴比妥钠约 50mg，加水 2mL 使溶解，观察是否浑浊，放置 2h 后再观察其现象。

② 取苯巴比妥钠约 50mg，加 10％氢氧化钠 2mL 使溶解，于沸水浴中加热 30s，观察试管口红色石蕊试纸颜色变化。

3. 尼可刹米的水解反应

① 取尼可刹米 10 滴，加水 3mL，于沸水浴中加热，观察试管口红色石蕊试纸颜色变化。

② 取尼可刹米 10 滴，加 10％氢氧化钠试液 3mL，于沸水浴中加热，有蒸气产生，闻其是否有臭味，并观察试管口红色石蕊试纸颜色变化。

实训思考

① 不同结构类型的药物在一定条件下发生水解反应的难易程度是否相同，如何理解？

② 影响药物水解变质的内在结构因素有哪些？

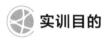

任务 4　维生素 C、盐酸异丙肾上腺素、盐酸异丙嗪氧化变质实训

实训目的

1. 知识目标

理解药物结构与自动氧化变质反应的关系及原理。

掌握影响药物自动氧化变质的外界因素。

2. 能力目标

掌握防止药物自动氧化变质的常用方法。

实训原理

药物的自动氧化过程是指药物在贮存过程中遇空气中的氧气引起的游离基链式反应。

1. 能进行自动氧化反应的官能团类型分类

① 具有碳碳双键结构的药物易被氧化成环氧化物。

② 含有酚羟基结构的药物均易被氧化，含酚羟基越多，越易被氧化。在碱性条件下更易被氧化，氧化产物多为有色的醌类化合物。

③ 含芳伯氨基结构的药物易被氧化成有色的醌型化合物、偶氮化合物和氧化偶氮化合物。

④ 无论是脂肪性还是芳香性的巯基结构都具有还原性，且由于硫原子的电负性小于氧，易给出电子，因此比含酚羟基或醇羟基的药物更易于氧化。

⑤ 其他类结构：醛类药物由于含有醛基，也能被氧化成酸；醇羟基一般情况下还原性较弱，但连烯二醇结构或 α-羟基、β-氨基结构还原性增强；吩噻嗪类药物也易被氧化，母核被氧化为醌类化合物和亚砜。

2. 外界因素对药物自动氧化的影响

① 氧的影响：氧是药物发生自动氧化的必要条件，故能够发生自动氧化的药物在其生产及贮存过程中应尽可能避免接触氧。

② 光的影响：光线能催化药物的自动氧化，主要是光能使氧分子由基态变为激发态，成为活性氧，促进自由基的形成，完成药物的自动氧化。一般情况下，为了避免药物受光的影响而发生自动氧化，可将药物贮存于棕色玻璃容器或避光的容器中。

③ 金属离子的影响：金属离子主要来自原料、辅料、容器及溶剂，以微量

杂质的形式存在于药物里，常见的有 Cu^{2+}、Fe^{3+}、Pb^{2+}、Mn^{2+} 等，这些金属离子对药物的自动氧化起着催化作用。为了避免金属离子对药物自动氧化的影响，常在药物中加入适量的金属配合剂乙二胺四乙酸二钠（EDTA），以减少金属离子的含量，增加药物的稳定性。

④ 温度的影响：化学反应的速率受温度的影响很大，一般是温度升高，化学反应的速率加快。因此易发生自动氧化的药物在制备及贮存过程中应选择适当的温度条件以防止氧化反应的发生。

⑤ 溶液酸碱性影响：药物的自动氧化反应受溶液的酸碱性影响，且有些药物的自动氧化反应需要氢离子或氢氧离子的参加。

📖 实训材料

1. 试剂药品

维生素 C、盐酸异丙肾上腺素、盐酸氯丙嗪、3%过氧化氢溶液、2%亚硫酸钠溶液、硫酸铜试液、$0.05mol \cdot L^{-1}$ EDTA 溶液等。

2. 仪器设备

电子天平、移液管、具塞试管、锥形瓶、电热恒温水浴锅等。

📋 实训内容

① 样品溶液的配制：取维生素 C 0.25g、盐酸异丙肾上腺素 0.5g、盐酸氯丙嗪 50mg，分别置于小锥形瓶中，各加蒸馏水 25mL，振摇使溶解；分别用移液管将上述四种药品各均分成五等份，放于具塞试管中，试管加塞编号。

② 将上述四种药品的 1 号管，同时拔去塞子，暴露在空气中，且同时放在日光的直接照射下，观察其颜色变化，并记录。

③ 将上述四种药品的 2 号管，分别加入 3%过氧化氢溶液 10 滴，同时放入沸水浴中加热，观察 5min、20min、60min 的颜色变化，并记录。

④ 将上述四种药品的 3 号管，分别加入 2%亚硫酸钠溶液 2mL，再加入 3%过氧化氢溶液 10 滴，同时放入沸水浴中加热，观察 5min、20min、60min 的颜色变化，并记录。

⑤ 将上述四种药品的 4 号管，分别加入硫酸铜溶液 2 滴，观察颜色变化，并记录。

⑥ 将上述四种药品的 5 号管，分别加入 $0.05mol \cdot L^{-1}$ EDTA 溶液 2mL，再加入硫酸铜试液 2 滴，观察颜色变化，并记录。

🔄 实训指导

① 实验中四种药品加入的试剂相同，但反应条件不同，也会影响结果，实

验中试剂取用数量、时间、温度、空气、光线等条件均应一致。

② EDTA 结构：

$$CH_2COOH \diagdown \atop CH_2COOH \diagup N-CH_2CH_2-N {\diagup CH_2COOH \atop \diagdown CH_2COOH}$$

 任务 5 对氨基水杨酸钠的氧化变质实训

实训目的

1. 知识目标

掌握对氨基水杨酸钠氧化变质的结构特点及原理。

2. 能力目标

学会预防对氨基水杨酸钠氧化的措施。

 实训原理

对氨基水杨酸钠（PAS-Na）用于治疗各种结核病，尤适用于肠结核、骨结核及渗出性肺结核的治疗。对氨基水杨酸钠化学结构式为：

$$
\begin{array}{c}
NH_2 \\
\text{(苯环)} \\
OH \\
COONa
\end{array} \cdot 2H_2O
$$

对氨基水杨酸钠为白色或银灰色结晶性粉末，熔点 142～145℃，难溶于水及氯仿，溶于乙醇及乙醚，几乎不溶于苯。

对氨基水杨酸钠含有芳伯氨基，其水溶液很不稳定，易被氧化，遇光热颜色渐变深。在铜离子存在下，加速氧化。如有抗氧剂或金属络合剂存在，可有效地防止氧化。用光电比色计测定透光率（T）可看出其变化程度。

反应如下：

$$
\begin{array}{ccccccc}
NH_2 & & NH_2 & & \text{[O]} & & \text{[O]} \\
\bigcirc & \xrightarrow{-CO_2} & \bigcirc & \xrightarrow{} & \bigcirc-\bigcirc & \xrightarrow{} & \bigcirc-\bigcirc \\
OH & & OH & & & & \\
COONa & & & & & &
\end{array}
$$

实训材料

1. 试剂药品

0.025％对氨基水杨酸钠、双氧水、$Na_2S_2O_5$、Cu^{2+}试液、EDTA试液等。

2. 仪器设备

20mL试管、恒温水浴锅、751型分光光度计、量筒、移液管、滴管、试管架等。

实训内容

取5支试管，编号，各加入0.025％PAS-Na溶液10mL。除1号试管外，各试管分别加入双氧水（10mL→50mL）12滴。在3号试管中加入$Na_2S_2O_5$试液（10g→30mL）20滴。在4、5号试管中分别加入Cu^{2+}试液（2mg→10mL）6滴。在5号试管加入EDTA试液（10mg→10mL）20滴。各试管用蒸馏水稀释至刻度一致。

将所有试管同时置于80～90℃水浴中，记录放置时间，维持此温度，间隔30min取样，放置至室温，用751型分光光度计在440nm处测定各样品的透光率。

实训思考

① 药物被氧化着色与哪些因素有关，如何采取措施防止药物氧化？

② PAS-Na氧化后生成何物？写出反应式。

项目三 药物之间的配伍变化实训　▶▶

 任务 1 去甲肾上腺素、氨茶碱等几种药物配伍变化实训

实训目的

1. 知识目标

熟练掌握药物之间配伍的变化类型及原理。

2. 能力目标

掌握药物配伍变化实验的操作技能。

通过实训明确药物的配伍禁忌。

实训原理

由于治疗工作的需要，药物联合应用越来越广泛，尤其在输液中，多种药物配伍的情况比较普遍。在多种药物配伍时，既要保证各种药物的切实有效，又要防止发生配伍变化。

1. 变色

药物配伍引起氧化、还原、聚合、分解等反应时，可产生有色化合物或发生颜色变化。这种变色现象在光照、高温、高湿环境中反应更快。

2. 浑浊和沉淀

以下几种情况可引起浑浊和沉淀：溶剂组成改变引起的变化；pH 改变引起的变化；直接反应引起的变化；盐析作用引起的变化；缓冲剂引起的变化。

3. 分解

药物在一定条件（一定 pH 条件、某些离子的催化等）下可能会发生分解，导致药效下降。

4. 产生气体

药物配伍时，偶尔会遇到产气的现象。如溴化铵、氯化铵或乌洛托品与强碱性药物配伍，溴化铵和利尿药配伍时，可分解产生氨气。

实训材料

1. 试剂药品

氨茶碱注射液、去甲肾上腺素注射液、多巴胺注射液、碳酸氢钠注射液、氯

霉素注射液、维生素 C 注射液、生理盐水、盐酸氯丙嗪注射液、苯巴比妥钠、诺氟沙星、氨苄西林钠、0.5％甲硝唑注射液、青霉素 G 钠、5％葡萄糖注射液等。

2. 仪器设备

试管、天平、滴管、100mL 量筒、10mL 量筒等。

实训内容

1. 药物配伍产生变色

观察以下两组注射液混合后 10min、20min、30min 溶液的颜色变化。

① 去甲肾上腺素注射液 1mL 与氨茶碱注射液 1mL 混合。

② 多巴胺注射液 1mL 与碳酸氢钠注射液 1mL 混合。

2. 药物配伍产生浑浊和沉淀

观察以下各组注射液配伍后 10min、20min、30min、60min 溶液的浑浊度的改变。

（1）氯霉素注射液、维生素 C 注射液、100mL 生理盐水

① 将 2mL 氯霉素注射液与 2mL 维生素 C 注射液混合，再加入到 100mL 生理盐水中。

② 将 2mL 氯霉素注射液加入到 100mL 生理盐水中，再加入维生素 C 注射液 2mL。

（2）注射用青霉素 G 钠、生理盐水和 5％葡萄糖注射液

① 取约 0.1g 青霉素 G 钠加水 2mL 制成水溶液，加 5mL 生理盐水。

② 取约 0.1g 青霉素 G 钠加水 2mL 制成水溶液，加 5mL 5％葡萄糖注射液。

（3）注射用氨苄西林钠、注射用诺氟沙星和 0.5％甲硝唑注射液

① 分别取约 0.1g 诺氟沙星和氨苄西林钠加水 2mL 制成溶液后混合。

② 取约 0.1g 氨苄西林钠加水 2mL 制成溶液与 2mL 0.5％甲硝唑注射液混合。

（4）盐酸氯丙嗪注射液、注射用苯巴比妥钠

取约 0.1g 苯巴比妥钠加水 2mL 制成水溶液，再加 2mL 盐酸氯丙嗪注射液。

实训指导

① 本实验中若药物为粉针剂，须先取约 0.1g 加水 2mL 制成水溶液，然后进行实验。

② 5％葡萄糖注射液的 pH 为 3.2～5.5，生理盐水的 pH 约为 7。

③ 12.5％氯霉素注射液是以丙二醇和水为混合溶剂而制成。

④ 若在实验条件下，现象不明显时，可适当延长观察时间并可逐步提高用

量比例。

⑤ 许多药物在溶液中的反应很慢，个别注射液混合几小时才出现沉淀，所以在短时间内使用是完全可以的，但应在规定时间内输完。

⑥ 注射液对液体的浓度、澄明度、pH 等质量要求均很严格，注射液配伍变化的影响因素也极其复杂，如 pH、温度、光照、混合的顺序、混合时间、药物的浓度等。不仅要考虑药物本身的性质，而且要考虑注射液中加入的附加剂，如缓冲剂、助溶剂、抗氧剂、稳定剂等，它们之间或它们与配伍药物之间都可能出现配伍变化。此外，各生产厂家的工艺、处方、附加剂品种、用量往往不一，应特别引起注意。

⑦ 注射液配伍变化的结果是可以观察到变色、浑浊、沉淀、产气和发生爆炸等。可见配伍变化的实验方法主要是将两种注射液混合，在一定时间内用肉眼观察有无浑浊、沉淀、结晶、变色、产气等现象。实验中要注意用量比例、观察时间、浓度与 pH 等，这些条件不同有时会出现不同结果。用量比例通常是 1 安瓿：1 安瓿，也有采用 1：2 或 1：3 者。若是大量输液，则最好按临床使用情况的量或按比例缩小进行实验。观察时间应根据给药方法来决定。

实验结果与分析

配伍药物（注射液）			现　象	原　因
药物Ⅰ	药物Ⅱ	药物Ⅲ		
氨茶碱	去甲肾上腺素	—		
碳酸氢钠	多巴胺	—		
氯霉素	维生素 C	生理盐水		
	生理盐水	维生素 C		
青霉素 G 钠	生理盐水	—		
	葡萄糖	—		
氨苄西林钠	诺氟沙星	—		
	甲硝唑	—		
苯巴比妥钠	盐酸氯丙嗪	—		

实训思考

① 在多种药物配伍时，发生配伍变化的有哪几种情况？

② 根据实验结果分析产生的原因，并判定属于哪种药物配伍禁忌。

任务 2 **甘露醇与地塞米松磷酸钠注射液配伍变化实训**

 实训目的

1. 知识目标

熟练掌握药物之间配伍的变化类型及原理。

2. 能力目标

掌握药物配伍变化实验的操作技能。

通过实训明确药物的配伍禁忌。

 实训原理

甘露醇是一种在动植物中发现的天然糖醇，是甘露糖的六元醇，山梨醇的同分异构体。甘露醇在水中（25℃）溶解度为 1∶5.5，约 15％即为饱和溶液，故甘露醇注射液（含 20％甘露醇）为过饱和溶液。一般情况下若温度不是很低，则不易析出结晶，室温低于 15℃贮存时，易析出结晶。如有结晶析出，可加温到 37℃使之完全溶解后应用。甘露醇作为一种良好的利尿药，能降低颅内压、眼内压及缓解其他相关水肿。

地塞米松磷酸钠具有抗炎、抗过敏、抗风湿、免疫抑制作用。地塞米松本身未见与甘露醇发生反应的报道，但地塞米松磷酸酯的钠盐注射液制剂内含 0.2％亚硫酸钠，亚硫酸根和硫酸根一样，是一种盐析剂，其离子溶液与过饱和的 20％甘露醇注射液混合，有可能使甘露醇发生盐析反应。

 实训材料

1. 试剂药品

20％甘露醇注射液、地塞米松磷酸钠注射液、冰块等。

2. 仪器设备

试管、天平、滴管、10mL 量筒、电热恒温水浴锅等。

 实训内容

取 16 支试管，分四组，分别编号 A1～A4、B1～B4、C1～C4、D1～D4，按照设定的方案，A 组取药物Ⅰ2mL，加入 2mL 药物Ⅱ中混合，放在不同温度条件下 5min、10min、15min、20min、25min 观察现象；B 组取药与 A 组相反，其他与 A 组相同；C 组和 D 组取药物Ⅰ和Ⅱ各 2mL，按照前面的温度和时间条件观察现象，做好记录。

实验结果及分析

序号	配伍药物（注射液）		配伍温度及时间																				原因
			40℃					20℃					10℃					0℃					
	药物Ⅰ	药物Ⅱ	5min	10min	15min	20min	25min	5min	10min	15min	20min	25min	5min	10min	15min	20min	25min	5min	10min	15min	20min	25min	
A	甘露醇	地塞米松																					
B	地塞米松	甘露醇																					
C	甘露醇	地塞米松																					
D	地塞米松	甘露醇																					

🔄 **实训指导**

为了便于直观地观察药物Ⅰ和药物Ⅱ配伍后出现的现象，设置了对照组，从出现结晶时间快慢和结晶量的多少等来体现两者之间的影响。

👥 **实训思考**

针对甘露醇注射液的性质特点，在寒冷季节使用时如何防范结晶的出现？

项目四　药物的定性鉴别实训　▶▶

 任务 1 局麻类、解热镇痛类等药物的化学鉴别实训

 实训目标

1. 知识目标

掌握常用的几种典型药物（乙醇、甘油、局麻药、解热镇痛药、心血管系统药物）的理化性质及药物鉴别的原理。

2. 能力目标

学会利用药物的理化性质进行化学鉴别和各项操作。

实训原理

① 乙醇分子中有羟基，在碱性条件下可被次碘酸盐氧化成乙醛，乙醛再与碘发生反应，产生碘仿的臭气和黄色沉淀。

② 甘油分子中有邻二醇结构，在硫酸氢钾等脱水剂存在下加热，可失去两分子水，生成丙烯醛，丙烯醛有特殊的刺激性气味。

③ 盐酸普鲁卡因分子结构中具有芳伯氨基和酯键，芳伯氨基在酸性条件下与亚硝酸钠发生重氮化反应，继而与碱性 β-萘酚反应，生成偶氮化合物，产生红色沉淀；酯键能水解，在加热、酸、碱条件下更易进行，产生对氨基苯甲酸（钠）和二乙氨基乙醇，而后者在加热时易挥发，可使湿润的红色石蕊试纸变成蓝色。盐酸普鲁卡因具有氯化物鉴别反应，与硝酸银反应生成白色沉淀，该沉淀不溶于稀硝酸，但能溶于氨水。

④ 盐酸利多卡因结构中具有酰胺键和叔胺结构，水溶液能与三硝基苯酚试液作用，生成复盐沉淀；在碱性条件下与硫酸铜试液作用，生成配合物而显色。本品同样显氯离子的鉴别反应。

⑤ 阿司匹林分子中无游离的酚羟基，不与三氯化铁试液发生显色反应。其水溶液在加热或长时间放置后，会水解产生水杨酸，遇三氯化铁试液即呈紫堇色；阿司匹林在氢氧化钠溶液或碳酸钠溶液中水解生成水杨酸钠和乙酸钠，加热水解更快。酸化后产生乙酸臭气，并析出水杨酸沉淀。

⑥ 对乙酰氨基酚分子中含有酚羟基，与三氯化铁试液作用呈蓝紫色。对乙酰氨基酚在酸性条件下水解，生成乙酸和对氨基酚，后者可发生重氮化偶合反应

作为鉴别实验。

⑦ 硝酸异山梨酯经硫酸水解破坏后生成硝酸，加入硫酸亚铁后，生成硫酸氧氮合亚铁，在两液层界面处呈现棕色环；硝酸异山梨酯经硫酸水解生成亚硝酸，与儿茶酚作用生成对亚硝酰儿茶酚，再转化成醌肟，与过量的儿茶酚反应生成暗绿色靛酚类化合物。

⑧ 利血平为吲哚类生物碱，具有吲哚的呈色反应。本品与钼酸钠的硫酸溶液作用，显黄色；与香草醛试液反应，显玫瑰红色；在冰乙酸和硫酸溶液中，与对二甲氨基苯甲醛作用显绿色，再加冰乙酸则变为红色。

⑨ 卡托普利结构中含有巯基，可与亚硝酸反应，生成红色的亚硝酰硫醇酯。

📖 实训材料

1. 试剂药品

乙醇、甘油、盐酸普鲁卡因、盐酸利多卡因、阿司匹林、对乙酰氨基酚、硝酸异山梨酯、利血平、卡托普利、氢氧化钠试液、碘试液、硫酸氢钾、稀盐酸、盐酸、稀硝酸、稀硫酸、硫酸、亚硝酸钠结晶、碱性 β-萘酚试液、氨试液、三硝基苯酚试液、碳酸钠试液、硫酸铜试液、硝酸银试液、三氯化铁试液、硫酸亚铁试液、10％儿茶酚溶液、0.1％钼酸钠溶液、香草醛试液、对二甲氨基苯甲醛、冰乙酸、高锰酸钾试液、氯仿、纯化水等。

2. 仪器设备

天平、药匙、试管、试管夹、研钵、恒温水浴锅、酒精灯、胶头滴管、三角漏斗、铁架台、烧杯、量筒、红色石蕊试纸、滤纸、称量纸等。

📄 实训内容

1. 乙醇

取乙醇 10mL，加氢氧化钠试液 1mL 后，缓缓滴加碘试液 2mL，即可产生碘仿的臭气和黄色沉淀。

2. 甘油

取甘油数滴，加硫酸氢钾 0.5g，加热，即可发出丙烯醛的特殊刺激性气味。

3. 盐酸普鲁卡因

① 取本品约 20mg，加稀盐酸 1mL，振摇使溶解，再加 0.1mol·L^{-1}亚硝酸钠 2 滴，摇匀，加碱性 β-萘酚试液 2～3 滴，即析出红色或猩红色沉淀。

② 取本品约 0.1g，加蒸馏水 2mL 使之溶解，加 10％氢氧化钠 1mL，即生成白色沉淀；加热出现油状物；继续加热，产生蒸气（二乙氨基乙醇），可使润湿的红色石蕊试纸变蓝；加热至油状物消失后，放冷，小心缓慢滴加盐酸试液，

即析出白色沉淀，再加盐酸，沉淀又溶解。

③ 取本品约 10mg，加蒸馏水 1mL 使之溶解，加稀硝酸 1mL，摇匀，滴加硝酸银试液，即析出白色凝胶状沉淀。分离沉淀，加入适量氨试液，沉淀溶解，再加硝酸试液，沉淀复现。

供试品若为盐酸普鲁卡因注射液，①法、③法可直接取注射液进行；②法须将注射液浓缩后再进行。

4. 盐酸利多卡因

供试液配制：取本品约 0.2g，加蒸馏水 20mL 溶解后，分别进行下列操作。

① 取供试液 10mL，加三硝基苯酚（苦味酸）试液 10mL，即生成利多卡因苦味酸沉淀。

② 取供试液 2mL，加碳酸钠试液 1mL、硫酸铜试液 4～5 滴，即显蓝紫色；加氯仿 2mL，振摇后静置分层，氯仿层显黄色。

③ 取供试液 5mL，加稀硝酸 1mL，摇匀，滴加硝酸银试液，即析出白色凝胶状沉淀。分离沉淀，加入适量氨试液，沉淀溶解，再加稀硝酸试液，沉淀复现。

5. 阿司匹林

① 取本品约 0.1g，加蒸馏水 2mL，煮沸放冷，加入三氯化铁试液 1 滴，即显紫堇色。另取本品 50mg，加蒸馏水 2mL，不经加热，加入三氯化铁试液 1 滴，观察现象，以作对照。

② 取本品约 0.2g，加碳酸钠试液 2～3mL，煮沸 2min，放冷，滴加过量的稀硫酸，即析出白色沉淀，并产生乙酸臭气。

供试品若为阿司匹林片，研钵研磨后取片粉少许（约相当于 0.1g 阿司匹林），加蒸馏水 5mL，分为两份再照①中方法进行实验；另取片粉适量（相当于 0.2g 阿司匹林），加碳酸钠试液 5mL，振摇后放置 5min，过滤，取滤液再照②中"煮沸 2min……"方法进行实验。

6. 对乙酰氨基酚

① 取本品约 10mg，加蒸馏水 1mL，振摇使溶解，加三氯化铁试液 1～2 滴，即显蓝紫色。

② 取本品约 0.1g，加稀盐酸 5mL，置水浴中加热 40min，放冷；取 0.5mL，滴加 $0.1 mol \cdot L^{-1}$ 亚硝酸钠溶液 5 滴，摇匀，加蒸馏水 3mL，加碱性 β-萘酚试液 2mL，振摇，即显红色。

供试品若为对乙酰氨基酚片，研钵研磨后取适量粉末（约相当于 0.5g 对乙酰氨基酚），用 20mL 乙醇分三次研磨使对乙酰氨基酚溶出，过滤，合并滤液，经水浴蒸干，取残渣依法进行上述实验。

7. 硝酸异山梨酯

① 取本品约 10mg，置试管中，加水 1mL 与硫酸 2mL，摇匀，溶解后放冷，沿管壁缓缓加硫酸亚铁试液 3mL，不能振摇，使成两液面，两液层界面处出现棕色环。

② 取本品约 2mg，置试管中，加新鲜配制的 10％儿茶酚溶液 3mL，混合摇匀后，慢慢滴加硫酸 6mL，溶液即显暗绿色。

③ 取本品 10mg，置试管中，加水 1mL 溶解后，滴加高锰酸钾试液，紫色不退去。

供试品若为硝酸异山梨酯片，取适量片剂在研钵研磨后，取适量粉末（相当于硝酸异山梨酯 20mg），用氯仿 10mL 提取过滤，蒸干，取残渣依法进行上述实验。

8. 利血平

① 取本品约 1mg，加 0.1％钼酸钠的硫酸溶液 0.3mL，即显黄色，约 5min 转为蓝色。

② 取本品约 1mg，加新配制的香草醛试液 0.2mL，约 2min，显玫瑰红色。

③ 取本品约 0.5mg，加对二甲氨基苯甲醛 5mg、冰乙酸 0.2mL 与硫酸 0.2mL，混匀，即显绿色；再加冰乙酸 1mL，转变为红色。

若利血平为片剂，取适量片剂在研钵研磨后，取适量粉末（相当于利血平 2.5mg），用氯仿 10mL 提取，过滤，蒸干，取残渣依法进行实验。

9. 卡托普利

取本品约 25mg，置于试管中，加乙醇 2mL 溶解后，加亚硝酸钠结晶少许和稀硫酸 10 滴，振摇，溶液显红色。

若卡托普利为片剂，取适量片剂在研钵中研碎后，取适量粉末（相当于卡托普利 50mg），用乙醇 4mL 提取过滤，直接用滤液进行鉴别实验。

🔄 实训指导

① 做盐酸普鲁卡因②法实验时，在加盐酸酸化过程中，应小心缓慢加入，如果滴加过快，会因为盐酸过量直接生成对氨基苯甲酸的盐酸盐，而观察不到沉淀现象；盐酸普鲁卡因具有游离的芳伯氨基，见光、遇铁器等易发生颜色变化，所以在取用时应注意避免接触铁器。

② 三氯化铁的显色反应很灵敏，但反应适宜 pH 为 4～6，在强酸性溶液中所得配位化合物易分解。

③ 进行对乙酰氨基酚的重氮化偶合反应，必须先将本品在沸水浴中水解完全。水解时不可直火加热，以防因局部温度过高，而促使本品被氧化或局部炭化，影响反应的结果。

④ 在重氮化偶合反应中，为了避免亚硝酸和重氮盐分解，须在低温下进行。实验过程中必须保持酸性，盐酸的量要多于药物的 3 倍，主要目的是促使亚硝酸钠转化为亚硝酸以进行重氮化反应，还可加快重氮化反应速率；增加重氮盐稳定性并防止副反应的发生。

⑤ 硝酸异山梨酯在室温及干燥状态下较稳定，但遇强热或撞击时会发生爆炸，实验中须加以注意。

⑥ 利血平遇光颜色逐渐变深，注意需避光保存。

⑦ 卡托普利具有巯基结构，有类似蒜的特臭。

 实训思考

① 进行阿司匹林鉴别实验①法时，煮沸的目的是什么？

② 可否利用重氮化偶合反应区别阿司匹林和对乙酰氨基酚？为什么？

③ 在进行硝酸异山梨酯实验②法中，为何需使用新鲜配制的 10％儿茶酚溶液？

任务 2　磺胺类、喹诺酮类等药物的化学鉴别实训

 实训目标

1. 知识目标

掌握常用的几种典型药物（磺胺类、喹诺酮类、抗生素、水溶性维生素、甾体类药物）的理化性质及药物鉴别的原理。

2. 能力目标

学会利用药物的理化性质进行化学鉴别和各项操作。

实训原理

1. 磺胺类药物

磺胺类药物结构中具有芳伯氨基和磺酰氨基，在酸性条件下能与亚硝酸钠及碱性 β-萘酚发生重氮化-偶合反应，生成红色的偶氮化合物；在碱性条件下能与硫酸铜反应，生成不溶性的铜盐沉淀。

2. 喹诺酮类药物

喹诺酮类药物结构中有羧基，与碳酸氢钠或碳酸钠试液发生中和反应，产生二氧化碳气体，可作为鉴别实验。

3. 抗生素类药物

① 青霉素钠（钾）结构中 β-内酰胺环不稳定，在酸性条件下易水解和分子

重排生成青霉二酸白色沉淀,该沉淀能溶于乙醇、乙酸乙酯、氯仿、乙醚及过量盐酸中;《中国药典》采用青霉素酶灭活测定法鉴别。

② 硫酸链霉素结构中具有苷键和胍基,在碱性条件下水解生成链霉糖,链霉糖发生部分分子重排成麦芽酚,酸化后能与三价铁离子显紫红色;在碱性条件下胍基能被次溴酸钠氧化,再与8-羟基喹啉反应生成橙红色化合物(即坂口反应);本品显硫酸盐反应,与氯化钡试液作用生成白色沉淀,该沉淀不溶于盐酸和硝酸。

③ 红霉素能与硫酸或盐酸发生显色反应,与硫酸显红棕色;与盐酸在丙酮溶液中由橙黄色渐变为紫红色,转溶于氯仿中显紫色。

4. 水溶性维生素类药物

① 维生素 B_1 能被氧化生成硫色素,硫色素溶于正丁醇,呈现蓝色荧光,酸化后荧光消失,碱化后荧光又显现;维生素 B_1 可与碘、碘化汞钾、二氯化汞试液产生沉淀。

② 维生素 B_2 的水溶液呈黄绿色荧光,在 pH 6~7 时荧光最强,加入酸或碱,因解离而荧光消失。

③ 维生素 C 具有还原性,与硝酸银试液作用生成银的黑色沉淀;与 2,6-二氯靛酚钠试液发生反应,溶液颜色由红色转为无色。

5. 含有羰基的甾体类药物

含有羰基的甾体药物与硫酸-乙醇发生显色反应;与异烟肼或硫酸苯肼反应,生成腙而显色。

📖 实训材料

1. 试剂药品

磺胺甲噁唑(SMZ)、磺胺嘧啶(SD)、青霉素钠(钾)、硫酸链霉素、红霉素、诺氟沙星、氧氟沙星、布洛芬、维生素 B_1、维生素 B_2、维生素 C、黄体酮、醋酸氢化可的松、异烟肼、铂丝、稀盐酸、盐酸、硝酸、硫酸、0.1mol·L^{-1}亚硝酸钠试液、铁氰化钾试液、氢氧化钠、碘试液、碘化汞钾试液、乙酸钠、0.1% 8-羟基喹啉乙醇液、次溴酸钠试液、酸性硫酸铁铵试液、氯化钡试液、碱性 β-萘酚试液、氨试液、碳酸(氢)钠试液、硫酸铜试液、硝酸银试液、2,6-二氯靛酚钠试液、连二亚硫酸钠、三氯化铁试液、硫酸苯肼试液、正丁醇、乙醇、乙酸乙酯、氯仿、丙酮。

2. 仪器设备

天平、药匙、试管、试管夹、研钵、白瓷滴定板、恒温水浴锅、酒精灯、胶头滴管、三角漏斗、铁架台、烧杯、量筒、称量纸、滤纸等。

实训内容

1. 磺胺类药物

① 取两支试管，分别加入供试品（SMZ、SD）约 50mg，于每支试管中加入稀盐酸 1mL，振摇使溶解，然后加入 $0.1mol \cdot L^{-1}$ 亚硝酸钠溶液数滴，充分振摇后，再滴加碱性 β-萘酚数滴，即生成猩红色沉淀。

② 取两支试管，分别加入供试品（SMZ、SD）约 0.1g，于每支试管中加入纯化水 2mL 和 1%氢氧化钠试液数滴，振摇至溶解（碱液切勿过量），过滤后取滤液，加入硫酸铜试液 2 滴，即生成特殊颜色的沉淀。

③ 若磺胺类药物的供试品为片剂，应先处理：加氨试液研磨，过滤，蒸发放冷，加乙酸至呈酸性，析出沉淀，沉淀依法实验。

2. 喹诺酮类药物

① 取碳酸钠或碳酸氢钠试液 5mL，加诺氟沙星胶囊 2 粒（去外壳），可见气泡。

② 取碳酸钠或碳酸氢钠试液 5mL，加氧氟沙星胶囊 2 粒（去外壳），可见气泡。

③ 取布洛芬片 2 片，粉碎，加入碳酸钠或碳酸氢钠试液 5mL，可见气泡。

3. 抗生素类药物

（1）青霉素

① 取青霉素钠（钾）0.1g，加纯化水 5mL 使溶解，加稀盐酸 2 滴，即生成白色沉淀，过滤弃去上清液，将沉淀分为两份，分别加入氯仿和乙酸乙酯各 6mL，沉淀均能溶解。

② 钠离子（钾离子）的焰色反应：用铂丝蘸取少量青霉素钠（钾），在火焰上燃烧，钠盐显黄色火焰，钾盐显紫色火焰。

（2）红霉素

① 取红霉素 5mg，置于白瓷滴定板上，加入硫酸 2mL，缓缓搅拌均匀，即显红棕色。

② 取红霉素 3mg，加丙酮 2mL 振摇溶解后，加盐酸 2mL，由橙黄色渐变为紫红色，再加入氯仿 2mL，振摇，氯仿层显紫色。

③ 红霉素为肠溶片时，应剥去肠溶衣后粉碎取用。

（3）硫酸链霉素

① 取硫酸链霉素 0.5mg，加纯化水 4mL 使溶解，加氢氧化钠试液 2.5mL 和 0.1%8-羟基喹啉试液 1mL，放冷至 15℃，加入次溴酸钠试液 3 滴，即显橙红色。

② 取硫酸链霉素 20mg，加纯化水 5mL 使溶解，加氢氧化钠试液 5～6 滴，置水浴上加热 5min，加硫酸铁铵试液 0.5mL，即显紫红色。

③ 取硫酸链霉素约 0.2mg，加蒸馏水 2mL 使溶解，加氯化钡试液，即生成白色沉淀，沉淀在盐酸或硝酸中不溶。

4. 水溶性维生素类药物

（1）维生素 B_1

① 取本品约 5mg，加氢氧化钠试液 2.5mL 溶解后，加铁氰化钾试液 0.5mL 与正丁醇 5mL，强力振摇 2min，放置使分层，上层的醇层显强烈蓝色荧光；滴加稀硝酸至酸性，荧光消失；再滴加 10% 的氢氧化钠溶液至碱性，又出现蓝色荧光。

② 取本品约 30mg，加水 3mL 使溶解，分成两份，一份加碘试液 2 滴，产生棕色沉淀；另一份加碘化汞钾试液 2 滴，产生黄色沉淀。

③ 若供试品为片剂，取适量（相当于维生素 B_1 约 60mg）粉碎，加蒸馏水搅拌，过滤，滤液蒸干后取适量照上述方法进行实验，结果相同；若为注射剂，取适量按上述方法进行实验，结果相同。

（2）维生素 B_2

① 取本品约 1mg，加水 100mL 使溶解，溶液在透射光下显淡黄绿色并有清冽黄绿色的荧光。溶液分三份：第一份加稀硝酸，荧光即消失；第二份加 10% 氢氧化钠溶液，荧光即消失；第三份加连二亚硫酸钠结晶少许，摇匀后，黄色消失，荧光也消失。

② 若供试品为片剂，取适量（相当于维生素 B_2 约 1mg）粉碎，加蒸馏水 100mL 振摇，浸渍数分钟，过滤，滤液照上述方法进行实验，结果相同；若为注射剂，取适量按上述方法进行实验，结果相同。

（3）维生素 C

① 取本品约 0.2g，加水 10mL 使溶解，分两份：一份加硝酸银试液 0.5mL，即产生黑色沉淀；另一份加 2,6-二氯靛酚钠试液 1～2 滴，试液颜色消失。

② 若供试品为片剂，取适量（相当于维生素 C 约 0.2g）粉碎，加蒸馏水 10mL，振摇，过滤，滤液照上述方法进行实验，结果相同；若为注射剂，取适量按上述方法进行实验，结果相同。

5. 甾体类药物

（1）黄体酮　取本品约 0.5mg，加入到试管中，加异烟肼约 1mg 与甲醇 1mL，使溶解，加稀盐酸 1 滴，显黄色。

（2）醋酸氢化可的松

① 取本品约 0.1mg，加乙醇 1mL 溶解后，加新制的硫酸苯肼试液 8mL，在 70℃ 加热 15min，即显黄色。

② 取本品约 2mg，加硫酸 2mL 使溶解，即显黄至棕黄色，并带绿色荧光。

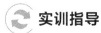 **实训指导**

① 铜盐反应加碱勿过量，过量会有氢氧化铜沉淀产生，影响实验结果。

② 在酸性条件下，青霉素钠（钾）水解实验中加入稀盐酸的量切勿过多；否则，产生的青霉二酸沉淀会进一步分解为青霉醛和青霉胺而溶解在过量的盐酸中。

③ 在观察荧光时，溶液应对着光，实验人员要注意选择合适的角度观察，否则有可能出现假阴性。

④ 铂丝在蘸药前，药需先用盐酸处理，否则影响实验结果。

⑤ 在取硫酸等具有强腐蚀性的酸时，要注意安全。

实训思考

① 维生素 B_1 在什么条件下易被氧化成硫色素？

② 维生素 C 具有还原性的结构因素是什么？

药物化学性质的综合实训

项目一　药物的性质综合实训 ▶▶

 任务 1 麻醉药物的性质实训

实训目标

1. 知识目标

掌握常用麻醉药物的性质及实训原理、方法。

2. 能力目标

熟悉常用麻醉药性质实训的操作方法。

实训原理

1. 盐酸普鲁卡因的性质

利用酯基水解反应进行鉴别。盐酸普鲁卡因碱化后，即析出普鲁卡因的白色沉淀。沉淀刚开始加热时熔融呈油状，继续加热则酯基分解，放出二乙氨基乙醇的碱性蒸气；酸化后析出对氨基苯甲酸的沉淀。

2. 盐酸利多卡因的性质

盐酸利多卡因在碱性条件下析出利多卡因，与铜盐反应生成有色配位化合物。其他局麻药不显此反应。

实训材料

1. 试剂药品

盐酸普鲁卡因、盐酸利多卡因、稀盐酸、盐酸、$0.1mol \cdot L^{-1}$ 亚硝酸钠、三硝基苯酚试液、碱性 β-萘酚、10%氢氧化钠、碳酸钠试液、硫酸铜试液、氯仿、硝酸、硝酸银、氨试液。

2. 仪器设备

酒精灯、试管、胶头滴管、红色石蕊试纸等。

实训内容

1. 盐酸普鲁卡因

（1）芳伯氨基的反应　于试管中加入盐酸普鲁卡因约 50mg，加稀盐酸 1mL，振摇，加 $0.1mol \cdot L^{-1}$ 亚硝酸钠溶液 4～5 滴，充分振摇，再滴加碱性 β-

萘酚数滴，即生成红色偶氮沉淀。

（2）酯水解反应　取盐酸普鲁卡因约 0.1g，加蒸馏水 2mL 溶解后，加 10％ 氢氧化钠 1mL，即生成白色沉淀；酒精灯微火直热，白色沉淀变为油状物；在试管口覆盖一片用水湿润过的红色石蕊试纸，继续加热，发生的蒸气（二乙氨基乙醇）使石蕊试纸变蓝；放冷，滴加盐酸酸化至析出白色沉淀（对氨基苯甲酸）。

（3）氯离子的鉴别反应　取盐酸普鲁卡因约 0.1g，加 2mL 水，滴入硝酸 5 滴，再加硝酸银试液 5～10 滴，有白色沉淀生成；加入氨试液，沉淀溶解，继续加入硝酸银则沉淀又生成。

2. 盐酸利多卡因

取盐酸利多卡因 0.2g，加水 20mL 溶解后，分取溶液，鉴别如下。

① 取上述溶液 10mL，加三硝基苯酚试液 10mL，即生成利多卡因的苦味酸盐沉淀。

② 铜盐结晶反应：取上述溶液 2mL，加碳酸钠试液 1mL 和硫酸铜试液 0.2mL，即显蓝紫色（配位化合物），加氯仿 2mL 后振摇，氯仿层显黄色。

③ 氯离子的鉴别反应：与盐酸普鲁卡因同理。

 实训提示

① 盐酸普鲁卡因结构中因有游离的芳伯氨基，对日光和空气中的氧敏感，重金属能使氨基氧化。实验准备中，注意不要过早分装，不要使用铁器，以免外观变红影响实验结果。

② 盐酸利多卡因属酰胺类药物，酰胺键的两个邻位的基团产生的空间位阻效应使其不易水解。

③ 三硝基苯酚试剂配制：取相当于 1g 的干燥三硝基酚，加蒸馏水 100mL 加热溶解。

 实训思考

通过实验可知盐酸普鲁卡因和盐酸利多卡因的性质不同是由哪些结构产生的？

 任务 2 **解热镇痛药的性质实训**

 实训目标

1. 知识目标

掌握常用解热镇痛类药物的性质及实训原理、方法。

2. 能力目标

熟悉常用解热镇痛类药物性质实训的操作方法。

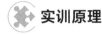 **实训原理**

1. 阿司匹林

阿司匹林结构中具有酯键和羧基，其水溶液在室温下不与三氯化铁试液显色，但加热后能水解产生酚羟基，可与三氯化铁试液显色；在碱性下受热水解产生水杨酸和乙酸盐，加稀硫酸酸化后，产生水杨酸白色沉淀和乙酸特嗅。

2. 对乙酰氨基酚

对乙酰氨基酚结构中具有酚羟基和酰胺键，水溶液能直接与三氯化铁试液显色；在酸性下能水解产生芳伯氨基，可与亚硝酸钠和碱性 β-萘酚发生重氮偶合反应，生成红色沉淀。

3. 阿司匹林、对乙酰氨基酚及安乃近化学反应过程

（1）三氯化铁反应　乙酰水杨酸加热水解生成含酚基的水杨酸，与三氯化铁反应生成紫色络合物。

$$\underset{6}{\text{COOH, OH}} + 4FeCl_3 \longrightarrow \left[\left(\text{COO}^-, \text{O}^- \right)_2 Fe \right] Fe + HCl$$

（2）重氮-偶合反应　对乙酰胺基酚在酸性介质中水解生成对氨基酚，为芳香族伯胺，与亚硫酸生成重氮盐，继与 β-萘酚生成红色偶氮化合物。

$$\underset{\text{OH}}{\text{NHCOCH}_3} \xrightarrow[\triangle]{H_2O-HCl} \underset{\text{OH}}{\text{NH}_2 \cdot HCl} \xrightarrow[0\sim5℃]{HNO_2} \underset{\text{OH}}{N^+\equiv NCl^-} \longrightarrow \text{(偶氮化合物)}$$

（3）水解反应　乙酰水杨酸与碳酸钠加热水解，酸化后析出水杨酸沉淀，并有乙酸味。

$$\underset{\text{O-COCH}_3}{\text{COOH}} + Na_2CO_3 \xrightarrow{\triangle} \underset{\text{OH}}{\text{NaOOC}} + CH_3COONa + CO_2\uparrow$$

$$\underset{\text{OH}}{\text{COONa}} + H_2SO_4 \longrightarrow 2\underset{\text{OH}}{\text{COOH}} + Na_2SO_4$$

📖 实训材料

1. 试剂药品

乙酰水杨酸、对乙酰氨基酚、三氯化铁试液、碳酸钠试液、稀盐酸、稀硫酸、亚硝酸钠试液、碱性 β-萘酚；氢氧化钠溶液、氯化亚砜试液、乙醇、盐酸羟胺试液、次氯酸钠溶液、20％氢氧化钠。

2. 仪器设备

试管、试管夹、蒸发皿、水浴锅、酒精灯。

📄 实训内容

1. 阿司匹林

（1）取 0.1g（1 片）加水 10mL，煮沸放冷，加三氯化铁 1 滴，呈紫色。

（2）取 0.5g（2 片）加碳酸钠 10mL，滤液煮沸，放冷，滴加稀硫酸至析出白色沉淀。

2. 对乙酰氨基酚

（1）取微量，逐滴加水溶解，滴加三氯化铁，呈蓝紫色。

（2）取 0.1g 左右，加稀盐酸 5mL，水浴中加热 40min，放冷，取 0.5mL 加亚硝酸钠 5 滴，加水 3mL 稀释，加碱性 β-萘酚 2mL 呈红色。

3. 安乃近

（1）取 1 片，研细，加稀盐酸 2～3mL，溶解，加次氯酸钠试液 2 滴，产生蓝色。加热煮沸变黄（吡唑酮环氧化）

（2）取 1 片，研细，加稀盐酸 5mL，溶解，过滤，置蒸发皿中，加热发生二氧化硫的臭气，接着产生甲醛的臭气。（分解）

注：酚类药物与含烯醇结构的药物，与三氯化铁反应时，最宜 pH 为 4～6，在强酸中络合物分解。

💡 实训提示

① 三氧化铁显色反应较灵敏，其反应适宜的 pH 为 4～6，若在强酸性溶液中形成的配位化合物容易分解。

② 在重氮化偶合反应中为了避免亚硝酸和重氮盐分解，须在低温下反应。实验过程中必须保持酸性条件，盐酸的量要多于药物的 3 倍，其目的是促使亚硝酸钠转为亚硝酸利于重氮化反应，同时加快重氮化反应速度，增加重氮盐稳定性从而防止副反应的发生。

③ 安乃近显色反应中次氯酸钠溶液可用新制滤过的 5％漂白粉溶液代替，但

必须临用前配制。

 任务 3 **心血管系统药物的性质实训**

实训目标

1. 知识目标

掌握常用心血管系统类药物的性质及实训原理、方法。

2. 能力目标

熟悉常用心血管类药物性质实训方法的操作。

实训原理

利用药物中各种官能团的不同特性，使其能与某些试剂作用，产生特殊的颜色或沉淀或气味等现象来区别药物的方法，称为化学鉴别方法。

① 硝酸异山梨酯经硫酸破坏后生成硝酸，加硫酸亚铁生成硫酸氧氮合亚铁，在两液层界面呈棕色环。

② 卡托普利结构中含有巯基，可与亚硝酸反应生成红色的亚硝酰硫醇酯。

③ 盐酸普鲁卡因胺分子中含芳伯氨基，可与碱性 β-萘酚生成红色偶氮化合物；分子中有氯离子能与硝酸银生成白色凝乳状沉淀。

实训材料

1. 试剂药品

硝酸异山梨酯、卡托普利、盐酸普鲁卡因胺、硫酸、硫酸亚铁试液、高锰酸钾试液、亚硝酸钠结晶、氢氧化钠试液、盐酸、稀盐酸、$0.1mol \cdot L^{-1}$亚硝酸钠液、碱性 β-萘酚、硝酸银试液、氯仿、氨试液。

2. 仪器设备

试管、漏斗、小烧杯、滤纸、酒精灯。

实训内容

1. 硝酸异山梨酯

（1）取本品约 10mg，置试管中，加水 1mL 与硫酸 2mL，注意摇匀，溶解后放冷，沿管壁缓缓加硫酸亚铁试液 3mL，不能振摇，使成两液面，两液层界面处出现棕色环。

（2）取本品 10mg，置试管中，加水 1mL 溶解后，滴加高锰酸钾试液，紫色不退去。

2. 卡托普利

取本品约 25mg，置于试管中，加乙醇 2mL 溶解后，加亚硝酸钠结晶少许和稀硫酸 10 滴，振摇，溶液显红色。

3. 盐酸普鲁卡因胺

（1）取本品约 50mg，置试管中，加稀盐酸 1mL，必要时缓缓煮沸使溶解，放冷，滴加亚硝酸钠溶液 5 滴，摇匀后，加水 3mL 稀释，加碱性 β-萘酚试液 2mL，振摇，生成由橙黄色到猩红色沉淀。

（2）取本品约 50mg，置试管中，加水完全溶解后，先加氨试液使呈碱性，将析出的沉淀滤过除去。取滤液加硝酸至酸性，加硝酸银试液，即生成白色凝乳状沉淀；分离，沉淀加氨试液即溶解，再加硝酸，沉淀复生成。

（3）取本品约 50mg，加等量的二氧化锰，混合均匀，加硫酸润湿，缓缓加热，即发生氯气，能使润湿的碘化钾淀粉试纸显蓝色。

💡 实训提示

① 硝酸异山梨酯在室温及干燥状态下较稳定，但遇强热或撞击下会发生爆炸，实训中须加以注意。

② 卡托普利有巯基结构，因此有类似蒜的特臭。

③ 若为片剂，应作相应处理，方可进行性质实训。

 任务 4 ## 磺胺类药物的性质实训

⚙ 实训目的

1. 知识目标

掌握磺胺类抗菌药的性质及实训原理、方法。

2. 能力目标

掌握磺胺类抗菌药实训方法的操作。

⚙ 实验原理

磺胺类药物结构中具有芳伯氨基和磺酰氨基及杂环取代基，在酸性下能与亚硝酸钠及碱性 β-萘酚发生重氮偶合反应，生成红色的偶氮化合物；在碱性下能与硫酸铜反应，生成不溶性的铜盐沉淀。

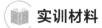 **实训材料**

1. 试剂药品

磺胺甲噁唑（SMZ）、磺胺嘧啶（SD）、磺胺醋酰钠（SA-Na）、稀盐酸、亚硝酸钠试液、碱性 β-萘酚、氢氧化钠试液、硫酸铜试液、碘酊试液、$0.1mol \cdot L^{-1}$ 亚硝酸钠、1%氢氧化钠、硫酸铜等

2. 仪器设备

试管、烧杯（100mL 和 250mL）、酒精灯。

实训内容

磺胺甲噁唑（SMZ）和磺胺嘧啶（SD）的性质如下。

① 取两支试管，分别加入供试品（SMZ、SD）约 50mg，于每支试管中加入稀盐酸 1mL，振摇溶解，然后加入 $0.1mol \cdot L^{-1}$亚硝酸钠溶液数滴，充分振摇后，再滴加碱性 β-萘酚数滴，即生成猩红色沉淀。

② 取两支试管，分别加入供试品（SMZ、SD）约 0.1g，于每支试管中加入纯化水 2mL 和 1%氢氧化钠试液数滴，振摇至溶解（碱液切勿过量），滤过（或取上清液），取滤液，加入硫酸铜试液 2 滴，即生成特殊颜色的沉淀。

③ 取磺胺嘧啶约 0.1g，加稀盐酸溶解，加 2.5%碘酊 4～5 滴，放置，产生棕褐色沉淀。

注：若供试品为片剂，可取片粉适量（约相当于 SD、SMZ 各 0.3g），加氨试液 6mL，研磨使供试品溶于氨试液中，加纯化水 6mL，振摇，滤过，滤液置水浴上蒸发，使大部分氨挥发，放冷。照上述方法鉴定。

实训思考

磺胺类药物的铜盐反应中为什么不能加过量的碱液？

任务5 抗生素的性质实训

 实训目的

1. 知识目标

掌握常用的几种抗生素的主要性质、实训原理和方法。

2. 能力目标

掌握几种抗生素的性质实训方法操作和应用。

实训原理

1. 青霉素钠的酸分解反应

青霉素分解为青霉二酸白色沉淀，于水中不溶，于有机溶剂中溶解。

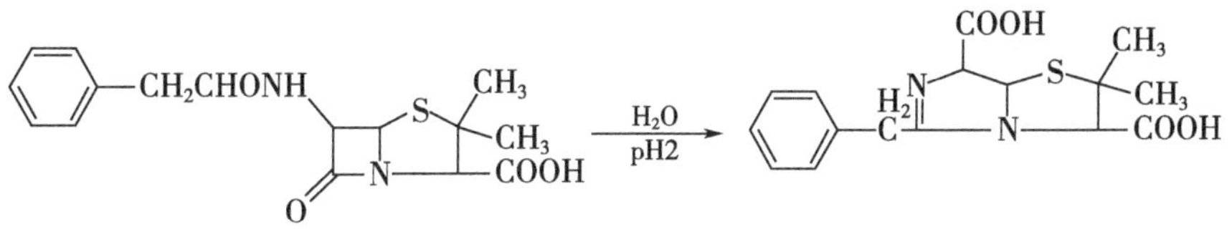

2. 红霉素

其结构中的苷键、内酯键发生水解断裂，得到有色物。

3. 硫酸链霉素

（1）坂口式反应　水解为链霉胍，与8-羟基喹啉和次溴酸钠反应生成橙红色物质。

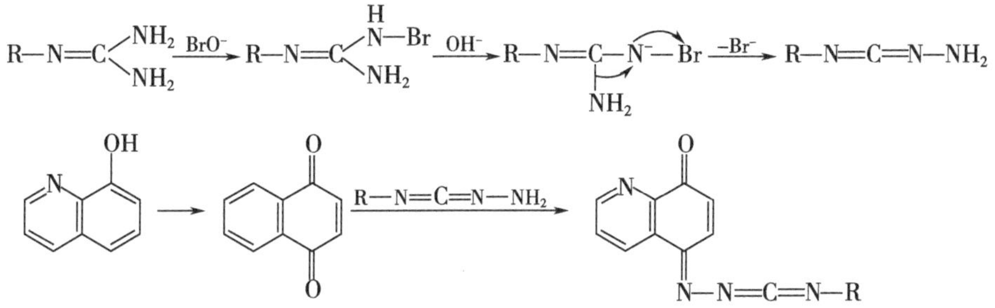

（2）麦芽酚的 Fe^{3+} 实验　水解为链霉糖，异构为麦芽酚与 Fe^{3+} 生成紫红色配合物。

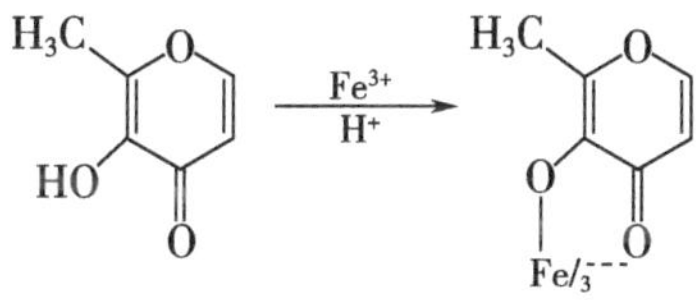

4. 氯霉素

（1）氯离子的反应。

（2）酰化物在弱酸性溶液中与高铁离子生成紫红色络合物。

实训材料

1. 试剂药品

青霉素钠（粉针）、红霉素（片剂，125mg）、硫酸链霉素（粉针）、盐酸多西环素（片，0.1g）、氯霉素滴眼液、稀盐酸、盐酸、硫酸、乙醇、乙酸乙酯、氯仿、乙醚、硫酸、丙酮、三氯化铁试液、0.4％氢氧化钠试液、0.1％ 8-羟基喹啉乙醇溶液、次溴酸钠试液、硫酸铁铵溶液、盐酸羟胺溶液、氯化钡溶液、氨试液、氢氧化钾醇溶液。

2. 仪器设备

试管、恒温水浴锅、研钵、烧杯、玻璃棒、胶头滴管、量筒、电子天平。

📋 **实训内容**

1. 青霉素钠（480mg/支）的性质

取青霉素钠约 0.1g，加水 1mL 使溶解，加稀盐酸 2 滴，生成白色沉淀；该沉淀能在乙醇、乙酸乙酯、氯仿、乙醚、过量盐酸中溶解。（青霉二酸）

2. 硫酸链霉素的性质

（1）取硫酸链霉素约 0.5mg，加水 4mL 振摇溶解，加氢氧化钠试液 2.5mL 与 0.1％ 8-羟基喹啉乙醇溶液 1mL，放冷，加新鲜的次溴酸钠试液 3 滴，即显橙红色。（坂口式反应）

（2）取硫酸链霉素约 20mg，加水 5mL 振摇溶解，加 0.4％氢氧化钠试液 0.3mL，置于水浴上加热 5min，加硫酸铁铵试液 0.5mL，即显紫红色。

（3）硫酸链霉素的水溶液应硫酸的鉴别反应。

3. 红霉素（125mg/片）的性质

取 1 片研磨成粉末。（量少，反应更明显）

（1）取红霉素 5mg，加浓硫酸 2mL，缓缓摇匀，即显红棕色。（内酯键、苷键水解生成有色物）

（2）取红霉素 3mg，加丙酮 2mL，摇匀溶解后，加浓盐酸 2mL 即显橙黄色，渐变为紫红色，再加氯仿 2mL 振摇，氯仿层显紫色。

4. 氯霉素的性质

（1）取氯霉素 1mL（10mg），加乙醇 1mL 溶解，加入锌粉 50mg，氯化钙 3mg，水浴加热 10min，冷却，取上清液，加苯甲酰氯 2 滴，迅速振摇 1min，再加盐酸 2mL，加入三氯化铁 1mL，生成紫红色的配位化合物。不加锌粉，不显色。

（2）取氯霉素 1mL，加氢氧化钾的乙醇溶液 2mL，再加硝酸 2mL，加硝酸银 3 滴，生成白色沉淀，沉淀加氨试液溶解，再加硝酸银 5 滴，沉淀复生成。

💡 **实训提示**

青霉素钠有引湿性，应在临用前开封，注射剂可直接使用；片剂剥去肠溶衣后，研细，取细粉使用。

 任务6 **水溶性维生素的性质实训**

实训目的

1. 知识目标

掌握各种水溶性维生素类药物的性质、实训原理和方法。

2. 能力目标

掌握各种水溶性维生素类药物的性质实训操作方法和应用。

实训原理

① 维生素 B_1 易被氧化为硫色素，硫色素溶于正丁醇中显强的蓝色荧光。

② 维生素 B_2 能被连二亚硫酸钠还原生成溶解度较小的无荧光的一氢核黄素和二氢核黄素，又可被空气中的氧气再氧化成维生素 B_2，复现黄绿色荧光。

③ 维生素 C 结构中具有连二烯醇结构，具有较强的还原性，碱性下能与硝酸银试液反应，产生银镜；能与 2,6-二氯靛酚钠作用，使 2,6-二氯靛酚钠的蓝色消失。

实训材料

1. 试剂药品

维生素 B_1、维生素 B_2、维生素 C、稀盐酸、1%氢氧化钠、硫酸铜试液、甲醇、乙醇、氯仿、乙酸乙酯、正丁醇、三氯化铁试液、0.1% 8-羟基喹啉试液、次溴酸钠试液、硫酸铁铵试液、碱性酒石酸硫酸铜试液、硝酸银试液、铁氰化钾试液、2,6-二氯靛酚钠试液、连二亚硫酸钠。

2. 仪器设备

试管、烧杯（100mL 和 250mL）、酒精灯、电子天平（感量为 1/100）、量筒。

实训内容

1. 维生素 B_1

取本品 5mg，加氢氧化钠试液 2.5mL，振摇溶解，加入铁氰化钾试液 0.5mL 和正丁醇 5mL，强力振摇 2min，静置分层，上面醇层显强烈的蓝色荧光，加酸使呈酸性，荧光即消失，再加碱至碱性，荧光又复现。

项目一 药物的性质综合实训

取本品约 30mg，加水 3mL 溶解，分成两份，一份加碘试液 2 滴，产生棕色沉淀；另一份加碘化汞钾试液 2 滴，产生黄色沉淀。

若供试品为维生素 B_1 片剂时，则取本品片粉适量（相当于维生素 B_1 5mg），加纯化水 10mL 搅拌使溶，滤过，取滤液 5mL 照上述方法进行鉴别。

2. 维生素 B_2

取维生素 B_2 1mg 于小烧杯中，加纯化水 100mL 溶解，溶液在透射光下显淡黄绿色，并有强烈的荧光，将溶液分成两份，向其中一份加入盐酸（或氢氧化钠）试液数滴，荧光即消失；另一支加入连二亚硫酸氢钠固体少许，摇匀后，黄色即消退，荧光即消失；若将此悬浊液在空气中振摇，又复现荧光。

若供试品为维生素 B_2 片剂时，则取本品片粉适量（相当于维生素 B_2 1mg），加纯化水 10mL 搅拌使溶，滤过，取滤液照上述方法进行鉴别。

3. 维生素 C

取维生素 C 0.2g，加纯化水 10mL，振摇溶解，将溶液分成两份，向其中一份加入硝酸银试液 0.5mL，即产生黑色沉淀；向另一份加入 2,6-二氯靛酚钠试液 1～2 滴，即可看到 2,6-二氯靛酚钠试液的蓝色消失。

若供试品为维生素 C 片剂时，则取本品片粉适量（相当于维生素 C 0.2g），加纯化水 10mL 搅拌使溶，滤过，取滤液照上述方法进行鉴别。

 实训提示

① 维生素 B_1 在空气中易吸收水分，维生素 C 则见光变色，所以在实验中应注意药物的保存。

② 维生素 C 与硝酸银试液作用时，反应试管洁净，能得到银镜，反应后的银镜可采用加入硝酸数滴后微热，即可洗净。

实训思考

① 维生素 B_1 和维生素 B_2 的鉴别实验与结构之间有何关系？

② 维生素 C 具有什么结构特点，怎么鉴别？

 任务 7 **甾类药物的性质实训**

实训目的

1. 知识目标

掌握黄体酮、氢化可的松等甾体类药物的性质、实训原理与方法。

2. 能力目标

掌握黄体酮、氢化可的松等甾体类药物的性质实训方法操作及应用。

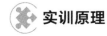 **实训原理**

1. 成腙反应

氢化可的松的 C_3、C_{10} 的两个羰基与硫酸苯肼生成双腙；黄体酮因 C_{21} 的甲基酮结构的空间位阻影响，只在 C_3 位形成单腙。

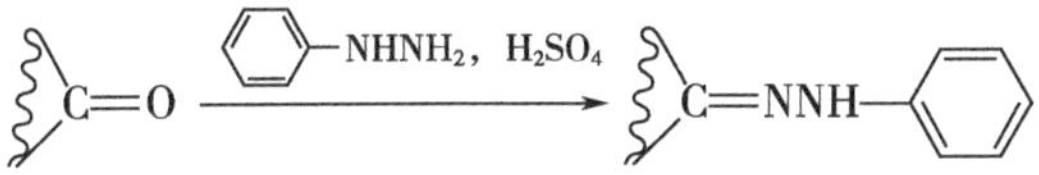

$$\diagdown C=O \xrightarrow[\text{NHNH}_2,\ H_2SO_4]{} \diagdown C=NNH-\phi$$

2. 酯交换反应

氢化可的松与乙醇制氢氧化钾共热，乙酸酯键断裂，与乙醇生成具有特殊香味的乙酸乙酯。

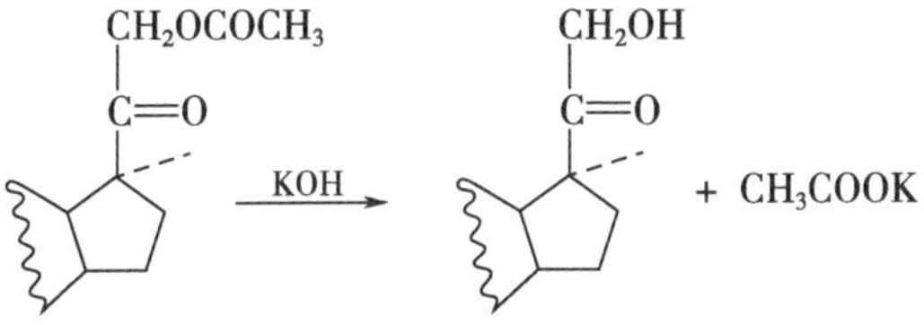

$$CH_3COOK + H_2SO_4 \longrightarrow CH_3COOH + K_2SO_4$$
$$CH_3COOH + C_2H_5OH \longrightarrow CH_3COOC_2H_5\uparrow + H_2O$$

3. 与强酸的呈色反应

（1）质子化

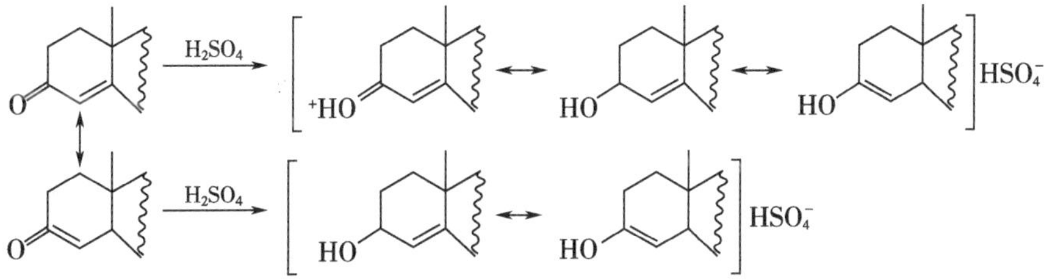

（2）硫酸氢盐的添加及质子化

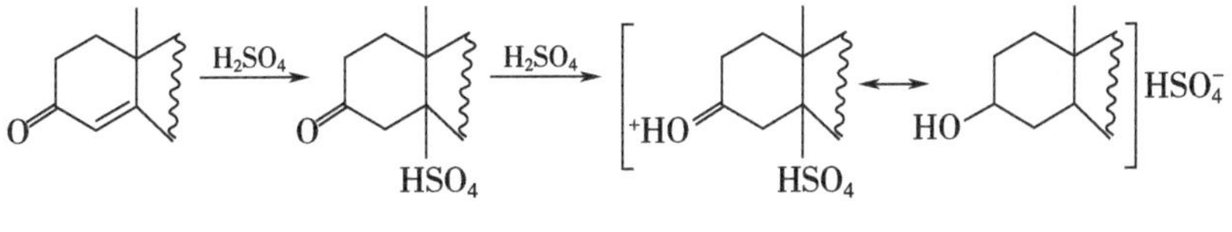

（3）炔化银反应

4. C_{17} 位甲基酮的反应

黄体酮在碳酸钠和乙酸铵存在的条件下，能与亚硝基铁氰化钠生成蓝紫色的络合物。

📖 **实训材料**

1. 试剂药品

丙酸甲睾酮、雌二醇、炔诺酮（片）、氢化可的松、地塞米松磷酸钠、黄体酮（水针）、异烟肼片、甲醇、乙醇、硫酸苯肼试液、碱性酒石酸铜试液、浓硫酸、硫酸（1→2）、硝酸、乙醇制氢氧化钾试液、硝酸银试液、稀盐酸、氨试液、醋酸氧铀锌试液、亚硝基铁氰化钠粉末、碳酸钠粉末、乙酸铵粉末。

2. 仪器设备

试管、研钵、滤纸、酒精灯、胶头滴管、量筒、电子天平。

📄 **实训内容**

1. 与强酸的呈色反应

取 6 支试管，照下表实验。

药　品	浓硫酸			加水稀释	
	量	颜色	荧光	量	现象
雌二醇 2mL	2mL	—	黄绿色（紫外灯）	—	红色
氢化可的松 2mL	2mL	橙黄→红	绿（日光下）	10mL	黄→橙，微带绿色荧光，少量絮状沉淀
地塞米松磷酸钠 5mg	5mL	黄→红棕	—	10mL	析出黄色絮状沉淀
甲睾酮 4mg	1mL（硫酸：乙醇＝2：1）	黄	黄绿（紫外灯）	不加	—
炔雌醇 2mg	2mL	橙红	黄绿（反射光）	4mL	玫瑰红色絮状沉淀

分别先加进药品，再加硫酸，振摇溶解，放置 5min，记录颜色，加水稀释，观察变化。

2. 甲睾酮

取 1mL，加异烟肼＋盐酸，加热显绿色。

3. 黄体酮

（1）取 1 支，置试管中，加入甲醇 1mL，振摇，加亚硝基铁氰化钠细粉约 3mg（试液约 5 滴），碳酸钠和乙酸铵各约 50mg，放置 10～30min，显蓝紫色。

（2）取 1 支，加新制异烟肼约 1mL，甲醇 1mL 溶解后，加稀盐酸 1～5 滴，显黄色。

4. 醋酸地塞米松磷酸钠

（1）取约 10mg，加甲醇 1mL，微温溶解，加热的碱性酒石酸铜试液 1mL，生成红色沉淀。

（2）磷酸盐的鉴别：取滤液 3mL，加入硝酸银试液 5 滴，生成黄色沉淀。

5. 氢化可的松的性质

取 0.1mg，在试管中加进乙醇 1mL，加进新制的异烟肼（××苯肼）试液 4mL，摇匀，在 70℃水浴中加热 15min，生成黄色的苯腙衍生物。

实训提示

① 甲睾酮片剂：取 1 片，研磨，加乙醇 5～10mL，过滤。取滤液待用。

② 异烟肼的制取：取异烟肼 2 片，研磨，加 10％盐酸 5～10mL，过滤。

③ 取样量要准确，以避免颜色随取样量的不同而异；取样量少时，会影响沉淀的生成，沉淀的颜色亦不明显。

④ 甲睾酮有引湿性，地塞米松磷酸钠有引湿性，应密闭、干燥处保存；氢化可的松遇光渐变质，应避光保存。

项目二　药物合成综合实训　▶▶

任务 1　阿司匹林的合成

🌀 实训目的

1. 知识目标

掌握酯化反应原理和重结晶原理；熟悉阿司匹林的性质。

2. 能力目标

熟练掌握回流装置安装、减压过滤和重结晶操作；熟练掌握熔点测定的操作。

3. 素质目标

培养安全操作意识和认真细致的工作态度。

🧩 实训原理

阿司匹林是使用广泛、历史悠久的一个常用的解热镇痛药，用于治疗伤风、感冒、头痛、发热、神经痛、关节痛及风湿病等。近年来，又发现它具有抑制血小板凝聚的作用，其治疗范围进一步扩大到预防血栓形成，治疗心血管疾病。化学结构式为：

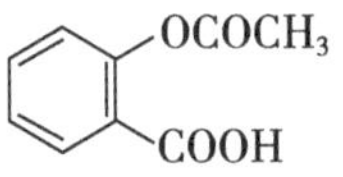

阿司匹林为白色针状或板状结晶，熔点为 $135\sim140℃$；易溶于乙醇，可溶于氯仿、乙醚，微溶于水。

水杨酸分子中的羧基与酚羟基间形成了分子内氢键，这种结构有碍酚羟基处乙酰化作用的发生，本实验用浓硫酸作催化剂使氢键破坏，使乙酸酐形成乙酰正离子，进攻水杨酸酚羟基中氧原子，较易完成乙酰化作用。

$$(CH_3CO)_2O + H^+ \longrightarrow CH_3CO^+ + CH_3COOH$$

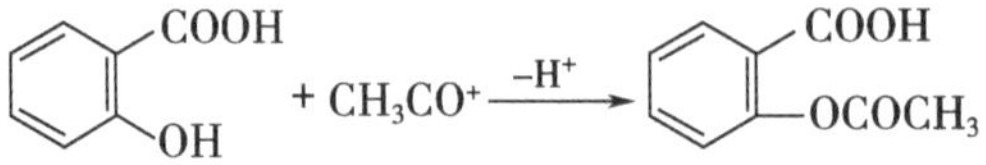

在反应中，可能有未反应的水杨酸自身聚合，或由于温度等因素影响生成乙酰水杨酸酐等杂质；合成原料水杨酸中可能引入脱羧产物苯酚，合成实验中可能会产生乙酸苯酯、水杨酸苯酯和乙酰水杨酸苯酯等杂质。

📖 实训材料

1. 试剂药品

水杨酸、乙酸酐、浓硫酸、稀硫酸、浓盐酸、碳酸氢钠饱和溶液、碳酸钠试液、乙酸乙酯、10%三氯化铁溶液等。

2. 仪器设备

锥形瓶（250mL、100mL、25mL）、球形冷凝管、温度计、恒温水浴锅、抽滤瓶、布氏漏斗、烧杯（500mL）×2、试管、培养皿、真空循环泵、数字熔点仪、毛细管、恒温干燥箱等。

📄 实训内容

1. 酯化

在250mL锥形瓶中，放入水杨酸10.0g、乙酸酐15.0mL，用滴管滴加浓硫酸5~10滴，并缓慢旋摇锥形瓶，使水杨酸溶解。将锥形瓶放在水浴上加热至70℃，维持温度20min。然后将锥形瓶从热源上取下，使其在室温下慢慢冷却，在冷却过程中阿司匹林会渐渐析出，若室温下无法析出结晶，可采用冰浴充分冷却并用玻璃棒轻轻搅拌至结晶完全。然后进行减压抽滤得到固体，25mL纯化水分三次快速洗涤，并尽量压紧抽干，得到合成物。

2. 纯化与精制

将合成物放在烧杯中，加入饱和的碳酸氢钠溶液，搅拌到没有二氧化碳放出，其不溶物不再减少。如有不溶的固体存在，真空抽滤除去不溶物，并用少量水清洗，这一步取母液。

另取烧杯一只，放入浓盐酸17.5mL和水50mL。将得到的滤液慢慢地分多次倒入烧杯中，边倒边搅拌，阿司匹林从溶液中析出。然后抽滤固体，并用冷水洗涤，抽干压紧固体，得到阿司匹林粗品。

将所得到的阿司匹林粗品加入25mL锥形瓶中，加入适量（10~15mL）乙酸乙酯，在水浴中缓缓加热至固体溶解，自然冷却至室温，或接近室温后再用冰浴冷却，渐渐析出结晶，抽滤得到精品。置红外灯下干燥（不超过60℃为宜），测定熔点，计算收率。

3. 纯度检查与鉴别

（1）检查　取两支干净试管，分别放入少量水杨酸和阿司匹林精品。加入乙醇各 1mL，使固体溶解，然后分别在每支试管中加入几滴 10％三氯化铁溶液，盛水杨酸的试管中有红色或紫色出现，盛阿司匹林精品的试管应是稀释的三氯化铁本色。

（2）鉴别

① 取本品约 0.1g，加水 10mL，煮沸，放冷，加三氯化铁试剂 1 滴，不显紫堇色。

② 取本品约 0.5g，加碳酸钠试液 10mL，煮沸 2min 后，放冷，加过量的稀硫酸，即析出白色沉淀，并发出乙酸臭气。

 实训指导

① 在酯化反应实验中所使用的仪器必须干燥无水，以防止乙酸酐和生成的阿司匹林水解。

② 刚开始加入原料时，切勿将固体粘至玻璃仪器瓶壁上。

③ 水浴的温度不宜过高，超过 80℃时副反应明显增加。

④ 倘若在冷却过程中，阿司匹林没有从反应液中析出，可用玻璃棒或不锈钢刮勺轻轻摩擦锥形瓶的内壁，也可同时将锥形瓶放入冰浴中冷却，促使结晶生成。

⑤ 当碳酸氢钠水溶液加入到阿司匹林中时，会产生大量气泡，注意分批少量加入，一边加一边搅拌，以防气泡产生过多引起溶液外溢。

⑥ 如果将滤液加入盐酸后，仍没有固体析出，测一下溶液的 pH 是否呈酸性。如果不是，再补加盐酸至溶液 pH 为 2 左右，则会有固体析出。

 实训思考

① 在阿司匹林的合成过程中，要加入少量的浓硫酸，其作用是什么？浓硫酸是否可以用其他酸代替？

② 在合成反应中，如何减少副反应和杂质？

③ 阿司匹林精制选择乙酸乙酯的依据是什么？为何滤液要自然冷却？

阿司匹林的合成考核评分标准

测试项目		指标分值	测评标准				项目得分
			完全达到	基本达到	部分达到	少量达到	
1	实训原理	5	掌握阿司匹林的性质				
2	酯化反应	45	1. 称取（水杨酸和乙酸酐的正确称取） 2. 乙酰化反应（确保整个体系无水，注意乙酰化反应的温度以及时间） 3. 晶体析出（可采用冰浴充分冷却，使晶体完全析出，抽滤前的晶体应搅碎） 4. 抽滤（滤纸大小要合适，以刚好盖住布氏漏斗孔隙为宜；抽滤前滤纸要用水先润湿抽紧；抽滤完后要先拔取抽滤皮管再关闭真空泵） 5. 洗涤（抽滤后得到的固体，在洗涤时应该先停止减压，用玻璃棒将滤饼刮松并用水湿润后，再继续减压抽滤）				
3	精制	30	1. 阿司匹林在乙酸乙酯中的完全溶解 2. 晶体的析出（要求静置，自然冷却） 3. 抽滤及洗涤（要求同上） 4. 精制后的样品应为白色针状或板状结晶				
4	鉴别	10	1. 鉴别反应过程操作正确 2. 鉴别反应结果呈现正反应				
5	实训态度	5	1. 实事求是的科学实训作风 2. 遵守实训规章制度、安全守则 3. 实训服保持清洁，认真操作，不高声谈笑				
6	实训习惯	5	1. 台面整洁，仪器摆放有序，爱护仪器，节约试剂 2. 操作规范，有条不紊，实训报告书写规范 3. 实训结束后能做好收尾工作				
	总分						
测试时间： 年 月 日 考评教师：							

任务 2　对乙酰氨基酚的合成

实训目的

1. 知识目标

掌握酰化反应原理和热水重结晶原理。

熟悉对乙酰氨基酚的性质。

2. 能力目标

熟练掌握回流装置安装、减压过滤和重结晶操作。

学会熔点测定的操作。

实训原理

对乙酰氨基酚系常用的解热镇痛药，临床上用于发热、头痛、神经痛、痛经等。化学结构式为：

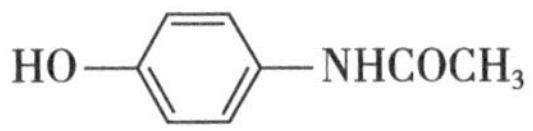

$$HO-\!\!\!\bigcirc\!\!\!-NHCOCH_3$$

本品为白色结晶或结晶性粉末，熔点为 168～172℃；易溶于热水或乙醇，溶于丙酮，略溶于水。

对氨基酚与乙酸酐、冰乙酸或乙酰氯直接发生酰化反应合成对乙酰氨基酚。本实验选用冰乙酸。

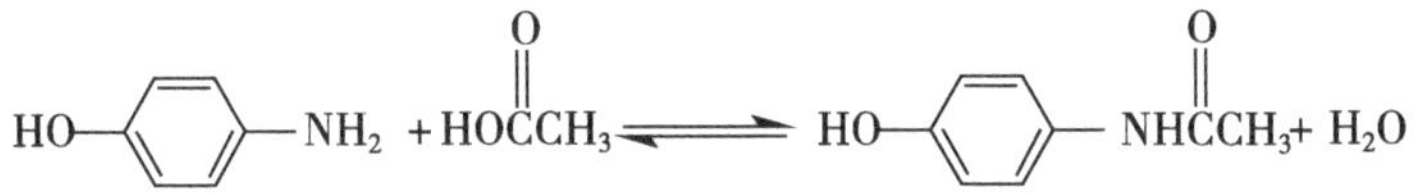

$$HO-\!\!\!\bigcirc\!\!\!-NH_2 + HOCCH_3 \rightleftharpoons HO-\!\!\!\bigcirc\!\!\!-NHCCH_3 + H_2O$$

实训材料

1. 试剂药品

对氨基酚、冰乙酸、活性炭、10％亚硫酸氢钠溶液、碱性 β-萘酚试液、三氯化铁试液、稀盐酸、$0.1mol \cdot L^{-1}$ 亚硝酸钠溶液等。

2. 仪器设备

三颈烧瓶（250mL）、球形冷凝管、温度计、电热套、托盘天平、抽滤瓶、布氏漏斗、试管、烧杯（100mL）、培养皿、真空循环泵、数字熔点仪、毛细管、滤纸、恒温干燥箱等。

实训内容

1. 酰化反应

将 10g 对氨基酚及 16mL 冰乙酸依次加入 250mL 三颈烧瓶中，电热套上加热（温度为 120～122℃）回流 1h。蒸除稀乙酸至内温 150℃，然后再加冰乙酸 8mL，同上法回流 1h 后，蒸除稀乙酸至内温 150℃。停止蒸馏，降温至 120℃，反应完毕，于反应物中加水 30mL，振摇使其溶解后，加入活性炭 1g，煮沸脱色，趁热过滤，将滤液冷却至 5℃，析出结晶，过滤，得粗品。

2. 精制

将粗品移入 100mL 烧杯中，每克粗品用 5mL 纯水加热溶解，加 10% 亚硫酸氢钠溶液 0.5mL，稍冷后加入粗品质量的 1%～2% 的活性炭，脱色 5min。趁热过滤，滤液冷却至 5℃，析出结晶，过滤、烘干，即得对乙酰氨基酚。如颜色深可再精制。

3. 鉴别

① 取本品约 0.1g，加蒸馏水 2～3mL，振摇使溶解，加三氯化铁试液 1～2 滴，即显蓝紫色。

② 取本品约 0.1g，加稀盐酸 5mL，置水浴中加热 40min，放冷；取出 0.5mL，滴加 0.1mol·L^{-1} 亚硝酸钠溶液 5 滴，摇匀，加蒸馏水 3mL，加碱性 β-萘酚试液 2mL，振摇，即显红色。

实训指导

① 在酰化反应时所使用的仪器必须干燥无水，以防止对乙酰氨基酚水解。

② 趁热过滤前仪器需预热，防止结晶阻塞。

③ 冰乙酸是腐蚀性液体，使用时要注意安全。

实训思考

① 实验中酰化剂为何不选用乙酸酐或乙酰氯？

② 溶液中加入亚硫酸氢钠目的是什么？

③ 精制产品时选水为溶剂有哪些必要条件？

对乙酰氨基酚的合成考核评分标准

测试项目		指标分值	测评标准				项目得分
			完全达到	基本达到	部分达到	少量达到	
1	实训原理	5	掌握对乙酰氨基酚的性质				
2	酰化反应	30	1. 正确使用托盘天平称量原料，正确使用量筒 2. 正确进行减压抽滤操作 3. 掌握酰化反应的步骤				
3	对乙酰氨基酚的精制	40	1. 在对乙酰氨基酚溶解后加入活性炭进行脱色 2. 抽滤瓶洗净，加入 0.5mL 10%亚硫酸氢钠溶液并趁热抽滤，收取滤液 3. 滤液析晶，并正确过滤、洗涤得到纯品				
4	对乙酰氨基酚的鉴别	10	1. 对乙酰氨基酚与三氯化铁反应显蓝紫色 2. 重氮化偶合反应为阳性				
5	实训态度	5	1. 遵守实验、实训规章制度和安全守则 2. 实训服保持清洁，认真操作，不高声谈笑				
6	实训习惯	10	1. 台面整洁，仪器摆放有序，爱护仪器，节约试剂 2. 操作规范，有条不紊，实训报告书写规范 3. 实训结束，能做好收尾工作				
	总分						

测试时间：　　　年　　月　　日　　　　　考评教师：

任务 3 苯妥英钠的合成

 实训目的

1. 知识目标

掌握不同氧化体系合成化学中间体二苯乙二酮、缩合反应及成盐制备苯妥英钠反应原理。

熟悉苯妥英钠的性质。

了解真空干燥箱结构及工作原理。

2. 能力目标

熟练掌握磁力搅拌器的使用、气体连续吸收装置的安装、减压过滤操作。

熟练掌握熔点测定的操作。

学会有害气体的排出方法，易吸湿药物的干燥方法。

3. 素质目标

培养学生合成药物的经济学观念。

实训原理

苯妥英钠为抗癫痫药，适用于治疗癫痫大发作，也可用于三叉神经痛及某些类型的心律不齐。其分子式为：$C_{15}H_{11}O_2N_2Na$，其化学结构式为：

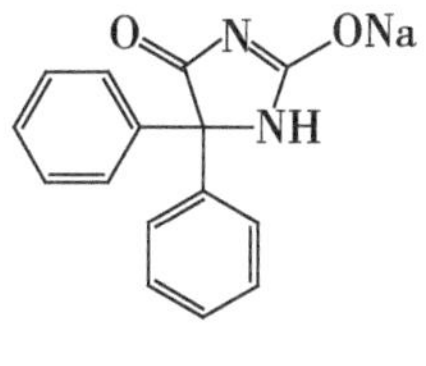

本品为白色粉末，无臭、味苦，微有吸湿性，在空气中渐渐吸收二氧化碳，分解成苯妥英。

本品在水中易溶，水溶液呈碱性反应，溶液常因部分被水解而变浑浊；能溶于乙醇，几乎不溶于乙醚和氯仿。

合成方法是以安息香为原料，经氧化生成二苯乙二酮，在碱性醇溶液中与脲缩合后重排得苯妥英，再与碱成盐。

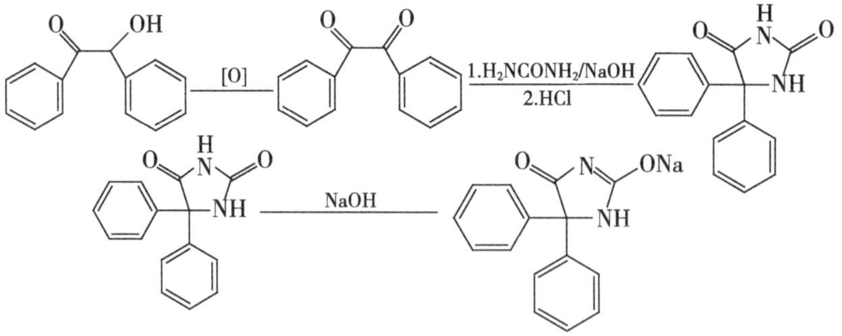

实训材料

1. 试剂药品

安息香、乙酸酐、冰乙酸、硝酸（65％～68％）、尿素、盐酸、氢氧化钠固体、95％乙醇、乙醚、15％NaOH溶液、乙酸钠、15％盐酸、$FeCl_3 \cdot 6H_2O$、亚硝酸钠、活性炭等。

2. 仪器设备

磁力搅拌器、电热套、机械搅拌器、温度计、球形冷凝管、圆底烧瓶、三颈烧瓶、抽滤瓶、布氏漏斗、托盘天平、三角漏斗、量筒、烧杯、熔点仪、电热恒温干燥箱、真空干燥箱、胶头滴管、pH试纸、沸石等。

实训内容

一、 二苯乙二酮（联苯甲酰）的制备

方法一

1. 主要原料规格及用量

名称	规格	用量	物质的量	摩尔比
安息香	分析纯	8.5g	0.04	1
硝酸（65％～68％）	分析纯	25.0mL	0.37	9.25

2. 操作

取8.5g安息香和25.0mL硝酸（65％～68％）置于250mL三颈烧瓶中，安装冷凝器和气体连续吸收装置（在冷凝管顶端装一导管，将反应产生的气体通入水中），用电热套加热并搅拌，逐渐升高温度，直至二氧化氮逸去（1.5～2h）。反应完毕，在搅拌下趁热将反应液倒入盛有150mL冷水的烧杯中，充分搅拌，直至油状物呈黄色固体全部析出，抽滤，结晶用水充分洗涤至中性，干燥，得粗

品。用四氯化碳重结晶（1∶2），也可用乙醇重结晶（1∶25），熔点为94～96℃。

方法二

1. 主要原料规格及用量

名称	规格	用量	物质的量	摩尔比
安息香	分析纯	10.6g	0.05	1
亚硝酸钠	分析纯	10.8g	0.16	3.2
乙酸酐	分析纯	30.0g	0.29	5.8

2. 操作

在250mL圆底烧瓶中加入10.6g安息香、亚硝酸钠10.8g及乙酸酐30.0g，在冰水浴冷却下，搅拌反应30min，加水200mL溶解未反应的亚硝酸钠，抽滤，洗涤至中性，干燥得二苯乙二酮，测熔点，计算收率。

方法三

1. 主要原料规格及用量

名称	规格	用量	物质的量	摩尔比
安息香	分析纯	2.5g	0.01	1
三氯化铁	分析纯	14.0g	0.04	4
冰乙酸	分析纯	15.0mL	—	—

2. 操作

在装有球形冷凝管的250mL圆底烧瓶中，依次加入$FeCl_3 \cdot 6H_2O$ 14.0g、冰乙酸15.0mL、水6mL及沸石1粒，在电热套上加热沸腾5min。稍冷，加入安息香2.5g及沸石1粒，加热回流50min；稍冷，加水50mL及沸石1粒，再加热至沸腾后，将反应液倾入250mL烧杯中，搅拌，放冷，析出黄色固体，抽滤。结晶用少量水洗，干燥，得粗品，测得熔点为88～90℃，计算收率。

二、 苯妥英的制备

1. 主要原料规格及用量

名称	规格	用量	物质的量	摩尔比
二苯乙二酮	自制	8g	0.03	1
尿素	化学纯	3g	0.05	1.66
15%氢氧化钠	化学纯	25mL	—	—
乙醇	95%	40mL	—	—

2. 操作

在装有搅拌及球形冷凝管的 250mL 三颈烧瓶中，投入二苯乙二酮 8g、尿素 3g、15％ NaOH 25mL、95％乙醇 40mL，开动搅拌，加热回流反应 60min。反应完毕，将反应液倾入到 250mL 水中，加入 1g 乙酸钠，搅拌后放置 15min，进行抽滤，滤除黄色二苯乙炔二脲沉淀。滤液用 15％盐酸调 pH 至 6，放置析出结晶，抽滤，结晶用少量水洗，得白色苯妥英粗品。熔点为 295～299℃

三、苯妥英钠的制备

将与苯妥英粗品等摩尔的氢氧化钠（先用少量蒸馏水将固体氢氧化钠溶解）置 100mL 烧杯中，再加入苯妥英粗品，水浴加热至 40℃，使其溶解，加活性炭少许，在 60℃下搅拌加热 5min，趁热抽滤，在蒸发皿中将滤液浓缩至原体积的三分之一。冷却后析出结晶，抽滤。沉淀用少量冷的 95％乙醇-乙醚（1∶1）混合液洗涤，抽干，得苯妥英钠，真空干燥，称重，计算收率。

 实训提示

① $FeCl_3 \cdot 6H_2O$ 的固体很硬，称量时要尽量捣碎，才能装入圆底烧瓶中。

② 沸腾的判断方法：关掉搅拌，关掉热源，静置时有冒泡现象。

③ 硝酸为强氧化剂，使用时应避免与皮肤、衣服等接触，氧化过程中，硝酸被还原产生氧化氮气体，该气体具有一定刺激性，故须控制反应温度，以防止反应激烈，大量氧化氮气体逸出。

④ 加入活性炭脱色时，不要在沸腾时加入，这样容易爆沸导致冲料。正确方法：溶液稍冷却，加入少量活性炭（用量为被提纯物质的 1％～5％）煮沸 5～10min，热过滤，取滤液。

⑤ 苯妥英钠为白色粉末，微有吸湿性，在空气中渐渐吸收二氧化碳析出苯妥英，所以需要用真空干燥。

⑥ 制备钠盐时，水量稍多可使收率受到明显影响，要严格按比例加水。

⑦ 苯妥英钠可溶于水及乙醇，洗涤时要少用溶剂，洗涤后要尽量抽干。

实训思考

① 用硝酸氧化制备二苯乙二酮时，为什么要控制反应温度使其逐渐升高？

② 制备苯妥英为什么在碱性条件下进行？

③ 苯妥英钠成盐过程中，为何要严格控制水的加入量？

附：安息香的制备（维生素 B_1 催化）

1. 原料规格及用量

名称	规格	用量	物质的量
苯甲醛	化学纯	20mL	0.2
维生素 B_1	原料药	3.5g	—
氢氧化钠	化学纯	10mL	—

2. 操作

在 100mL 三颈烧瓶中加入 3.5g 维生素 B_1 和 8mL 水，溶解后加入 95％乙醇 30mL，搅拌下滴加 2mol·L^{-1} NaOH 溶液 10mL，再取新蒸苯甲醛 20mL，加入上述反应瓶中。水浴加热至 70℃ 左右反应 1.5h。冷却，抽滤，用少量冷水洗涤。干燥后得粗品，测定熔点，计算收率。熔点为 136～137℃。

注：也可采用室温放置的方法制备安息香，即将上述原料依次加入到 100mL 锥形瓶中，室温放置有结晶析出，抽滤，用冷水洗涤。干燥后得粗品，测定熔点，计算收率。

苯妥英钠的合成考核评分标准

测试项目		指标分值	测 评 标 准				项目得分
			完全达到	基本达到	部分达到	少量达到	
1	二苯乙二酮的合成	40	1. 正确理解各个方法的原理 2. 正确操作各个反应步骤 3. 学会气体连续吸收装置安装 4. 熟练掌握重结晶、回流操作				
2	苯妥英合成	30	1. 正确称量反应物和投料 2. 用乙酸钠调节 pH 3. 除去杂质，并用盐酸正确调节 pH				
3	苯妥英钠合成	20	1. 称取氢氧化钠的量合适，控制水量适中 2. 正确选用溶剂洗涤结晶				
4	实训态度	5	1. 实事求是的科学实验作风 2. 遵守实训规章制度、安全守则 3. 实验服保持清洁，认真操作，不高声谈笑				

测试项目		指标分值	测 评 标 准				项目得分
			完全达到	基本达到	部分达到	少量达到	
5	实训习惯	5	1. 台面整洁，仪器摆放有序，爱护仪器，节约试剂 2. 操作规范，有条不紊，实训报告书写标准 3. 实验结束，能做好收尾工作				
总　　分							
测试时间：　　　年　　月　　日				考评教师：			

 任务 4 **磺胺醋酰钠的合成**

 实训目的

1. 知识目标

① 掌握酰胺反应原理和成盐反应的原理。

② 熟悉磺胺醋酰钠的性质。

③ 了解 pH、温度等因素对合成产物的影响。

2. 能力目标

① 熟练掌握回流装置安装、减压过滤和结晶分离的操作。

②学会在反应中滴加反应物。

实训原理

磺胺醋酰钠是主要用于治疗结膜炎、沙眼及其他眼部感染的外用磺胺类药物。化学结构式为：

$$H_2N-\underset{\overset{\displaystyle O}{\underset{\displaystyle O}{\parallel}}}{\overset{\parallel}{S}}-\underset{\underset{\displaystyle Na}{|}}{N}-COCH_3 \cdot H_2O$$

本品为白色结晶性粉末，熔点为 256～258℃，无臭味，微苦。易溶于水，微溶于乙醇、丙酮。

合成路线是以磺胺为原料，用乙酸酐在碱性条件下，发生乙酰化反应，再经盐酸酸化析出磺胺，加氢氧化钠溶液成磺胺醋酰钠。

$$H_2N-\!\!\!\bigcirc\!\!\!-SO_2NH_2 \xrightarrow[\text{NaOH}]{(CH_3CO)_2O} H_2N-\!\!\!\bigcirc\!\!\!-SO_2N-COCH_3 \xrightarrow{H^+}$$
$$\underset{Na}{|}$$

$$H_2N-\!\!\!\bigcirc\!\!\!-SO_2NHCOCH_3 \xrightarrow{\text{NaOH}} H_2N-\!\!\!\bigcirc\!\!\!-SO_2N-COCH_3 \cdot H_2O$$
$$\underset{Na}{|}$$

📖 实训材料

1. 试剂药品

磺胺、22.5%氢氧化钠溶液、77%氢氧化钠溶液、40%氢氧化钠溶液、20%氢氧化钠溶液、乙酸酐、浓盐酸、10%盐酸、活性炭等。

2. 仪器设备

三颈烧瓶（250mL）、锥形瓶（100mL）、球形冷凝管、温度计、托盘天平、磁力搅拌器、抽滤瓶、布氏漏斗、烧杯（50mL）、培养皿、真空循环泵、电热恒温水浴锅、恒温干燥箱等。

📄 实训内容

1. 磺胺醋酰的制备

在装有温度计和球形冷凝管的三颈瓶中投入磺胺17.2g、22.5%氢氧化钠溶液22mL和磁力搅拌子。然后开动搅拌器，加热至50℃左右，本实验控制的是内温。待物料完全溶解后，滴加乙酸酐3.6mL，5min后滴加77%的氢氧化钠2.5mL，并保持反应液pH在12左右。随后每隔5min交替滴加乙酸酐和氢氧化钠试液，滴加时从瓶口中滴入不要流到瓶壁上，每次2mL，加料期间反应温度维持在50～55℃、pH 12～13，要交替滴加五次，加料完毕后，继续保温搅拌反应30min。将反应液转入100mL锥形瓶中，加水20mL稀释。用浓盐酸调pH到7，然后在冰浴中放置30～40min，冷却析出固体。抽滤固体，用适量冰水洗涤。洗液与滤液合并后用浓盐酸调pH至4～5，析出沉淀。抽滤取沉淀，压干，称重，沉淀用2倍量的10%盐酸溶解（pH约为1），放置10min，然后抽滤除去不溶物，取滤液。

滤液加适量活性炭，脱色10min，过滤，滤液用40%氢氧化钠溶液调pH至5，析出结晶，然后抽滤，得磺胺醋酰。

2. 磺胺醋酰钠的制备

将以上所得的磺胺醋酰置于50mL烧杯中，于水浴上加热至90℃。用大烧杯套小烧杯，两个烧杯中加水，小烧杯中放约0.5mL纯化水，两个烧杯之间放温度计来测量水温。滴加20%氢氧化钠至固体恰好溶解，溶液pH为7，此时碱性不能太强，若有不溶物则需趁热抽滤，然后滤液转至小烧杯中析出结晶，若无不溶物，则放冷析出晶体，抽滤，干燥得到钠盐，测熔点。

🔄 实训指导

① 本实验中使用的氢氧化钠溶液有多种不同的浓度，在实验中切勿用错，否则会导致实验失败。

② 滴加乙酸酐和氢氧化钠溶液是交替进行的，每滴完一种溶液后，让其反应 5min，再滴入另一种溶液。滴加时氢氧化钠溶液可一次性加入，而乙酸酐反应放热，以逐滴滴加为宜。

③ 反应中保持反应液 pH 在 12 左右很重要，否则收率将会降低。

④ 在 pH 为 7 时析出的固体不是产物，应弃去，产物在滤液中；在 pH 4~5 时析出的固体是产物。

⑤ 加入 0.5mL 纯化水较难掌握，可适当多加入一些，在后面蒸发除去一些水分。若趁热过滤，漏斗应先预热。若滤液放置后，较难析出晶体，可置电炉上略加热，挥发去一些水分，再放冷析晶。

⑥ 将磺胺醋酰制成钠盐时，应严格控制 20% NaOH 溶液的用量，按计算量滴加，必要时可加少量丙酮，使磺胺醋酰钠析出。

$$214 : 40 = 12.5 : x \qquad x=2.3g$$

由计算可知需 2.3g NaOH，即滴加 20% NaOH 11.5mL 便可。因磺胺醋酰钠水溶性大，由磺胺醋酰制备其钠盐时若 20% NaOH 的量多于计算量，则损失很大。

⑦ 乙酰化反应时，22.5% 的 NaOH 溶液是作为溶剂使用的；77% 的 NaOH 溶液是作为缩合剂使用的。

⑧ 按实验步骤严格控制每步反应的 pH，以利于除去杂质。

👥 实训思考

① 在制备磺胺醋酰时，为什么要严格交替滴加 77% 氢氧化钠溶液和乙酸酐，并间隔一段时间？

② 在用浓盐酸调 pH 到 7 时，产生的沉淀应该是什么？pH 为 4～5 时析出的固体是什么？用 10％的盐酸溶解产物时有不溶物，应该是什么？

③ 反应时碱性过强其结果为磺胺较多，磺胺醋酰次之，双乙酰物较少；碱性过弱其结果为双乙酰物较多，磺胺醋酰次之，磺胺较少，造成这种结果的原因是什么？

磺胺醋酰钠的合成考核评分标准

测试项目		指标分值	测 评 标 准				项目得分
			完全达到	基本达到	部分达到	少量达到	
1	实训原理	10	掌握磺胺醋酰钠合成反应原理				
2	合成反应	50	1. 正确使用托盘天平称量原料，正确使用量筒 2. 正确使用三颈烧瓶，正确加入反应物料 3. 正确控制反应温度 4. 正确进行抽滤、重结晶操作 5. 正确进行成盐反应的基本操作及分离提纯的操作技能				
3	鉴别	30	1. 是否正确加入反应试剂 2. 反应现象是否正确 3. 能否正确描述反应现象				
4	实训态度	5	1. 实事求是的科学实验作风 2. 遵守实训规章制度、安全守则 3. 实验服保持清洁，认真操作，不高声谈笑				
5	实训习惯	5	1. 台面整洁，仪器摆放有序，爱护仪器，节约试剂 2. 操作规范，有条不紊，实训报告书写标准 3. 实验结束，能很好地做好收尾工作				
总　分							

测试时间：　　年　　月　　日　　　　考评教师：

任务 5 二氢吡啶钙离子拮抗剂的合成

 实训目的

1. 知识目标

掌握二氢吡啶钙离子拮抗剂的合成原理。

熟悉硝化反应的种类、特点及操作条件；环合反应的种类、特点及操作条件。

2. 能力目标

熟练掌握药物合成中油浴回流、蒸馏等装置的搭建。

学会药物精制技巧。

实训原理

二氢吡啶钙离子拮抗剂具有很强的扩血管作用，适用于冠脉痉挛、高血压、心肌梗死等。本品化学名为 1,4-二氢-2,6-二甲基-4-(2-硝基苯基)-吡啶-3,5-二羧酸二乙酯，化学结构式为：

$$\text{CH}_3\text{CH}_2\text{OOC} \quad \text{COOCH}_2\text{CH}_3$$
$$\text{H}_3\text{C} \quad \overset{\displaystyle \text{N}}{\underset{\displaystyle \text{H}}{\quad}} \quad \text{CH}_3$$
（4-(3-NO$_2$-C$_6$H$_4$)-1,4-二氢吡啶结构）

本品为黄色无臭无味的结晶粉末，熔点为 162～164℃，无吸湿性，极易溶于丙酮、二氯甲烷、氯仿，溶于乙酸乙酯，微溶于甲醇、乙醇，几乎不溶于水。

合成路线如下：

$$\text{苯甲醛} \xrightarrow[\text{H}_2\text{SO}_4]{\text{KNO}_3} \text{3-硝基苯甲醛} \xrightarrow[\text{NH}_4\text{OH}]{\text{CH}_3\text{COCH}_2\text{COOCH}_2\text{CH}_3} \text{产物}$$

实训材料

1. 试剂药品

硝酸钾、浓硫酸、苯甲醛、5%碳酸钠溶液、甲醇氨饱和溶液、乙酰乙酸乙酯、甲醇、95%乙醇等。

2. 仪器设备

搅拌机、量筒、温度计、电子天平、恒压滴液漏斗、三颈烧瓶（250mL）、研钵、圆底烧瓶（100mL）、沸石、球形冷凝管、熔点测定仪、循环水真空泵、恒温水浴锅等。

实训内容

1. 硝化

在装有搅拌棒、温度计和滴液漏斗的250mL三颈烧瓶中，将11g硝酸钾溶于40mL浓硫酸中。用冰盐浴冷至0℃以下，在强烈搅拌下，慢慢滴加苯甲醛10g（在60～90min滴完），滴加过程中控制反应温度在0～2℃。滴加完毕，控制反应温度在0～5℃继续反应90min。将反应物慢慢倾入约200mL冰水中，边倒边搅拌，析出黄色固体，抽滤。滤渣移至研钵中，研细，加入5%碳酸钠溶液20mL（由1g碳酸钠加20mL水配成）研磨5min，抽滤，用冰水洗涤7～8次，压干，得间硝基苯甲醛，自然干燥，测熔点（mp.56～58℃），称重，计算收率。

2. 环合

在装有球形冷凝管的100mL圆底烧瓶中，依次加入间硝基苯甲醛5g、乙酰乙酸乙酯9mL、甲醇氨饱和溶液30mL及沸石一粒，油浴加热回流5h。然后改为蒸馏装置，蒸出甲醇至有结晶析出为止，抽滤，结晶用95%乙醇20mL洗涤，压干，得黄色结晶性粉末，干燥，称重，计算收率。

3. 精制

粗品以95%乙醇重结晶，干燥，测熔点，称重，计算收率。

实训指导

① 甲醇氨饱和溶液应新鲜配制。

② 在硝化反应中，先搭稳装置，三颈瓶要浸入冰盐浴2/3处，然后将硝酸钾放入三颈烧瓶中，再缓慢加入40mL浓硫酸，注意安全，不要溅到手或脸上，如溅上，切忌先用水冲洗，以免硫酸水合时强烈放热而加重伤势，应先用干抹布吸去浓硫酸，然后用水清洗。

③ 滴加苯甲醛时，速率要慢，冰盐浴控制反应温度在0～2℃，避免温度高

产生副产物。

④ 在环合反应中，油浴加热回流可改为水浴回流，温度控制以产生回流效果为宜。蒸馏装置操作根据实际情况而定，如果加热回流冷却后，结晶已析出，可直接抽滤，洗涤。

实训思考

① 二氢吡啶钙离子拮抗剂的合成原理是什么？

② 硝化反应和环合反应操作条件应注意哪些事项？

二氢吡啶钙离子拮抗剂的合成考核评分标准

测试项目		指标分值	测评标准				项目得分
			完全达到	基本达到	部分达到	少量达到	
1	实训原理	10	掌握二氢吡啶钙离子拮抗剂合成原理				
2	合成反应	50	1. 正确使用电子天平称量原料，正确使用量筒 2. 正确搭建反应装置，正确加入反应物料 3. 正确进行冰盐浴操作、控制反应试剂滴加速率和反应温度 4. 正确进行蒸馏、抽滤、重结晶操作 5. 正确进行熔点测定				
3	鉴别	30	1. 是否正确加入反应试剂 2. 反应现象是否正确 3. 能否正确描述反应现象				
4	实训态度	5	1. 实事求是的科学实验作风 2. 遵守实训规章制度、安全守则 3. 实验服保持清洁，认真操作，不高声谈笑				
5	实训习惯	5	1. 台面整洁，仪器摆放有序，爱护仪器，节约试剂 2. 操作规范，有条不紊，实训报告书写标准 3. 实验结束，能做好收尾工作 4. 具有良好的安全操作意识				
总　　分							
测试时间：　　　年　　月　　日　　　　考评教师：							

任务 6 **香豆素-3-羧酸的合成**

 实训目的

1. 知识目标

掌握 Knovengel 反应基本原理。

2. 能力目标

学会 Knovengel 反应的操作技巧和重结晶的操作。

实训原理

香豆素又名 1,2-苯并吡喃酮，白色斜方晶体或结晶粉末，存在于许多天然植物中。它最早是在 1820 年从香豆的种子中发现的，也存在于薰衣草、桂皮的精油中。香豆素为香辣型，表现为甜而有香茅草的香气，是重要的香料，常用作定香剂，用于配制香水、花露水、香精等。香豆素的衍生物除用作香料外，还可以用作农药、杀鼠剂、药物等。

由于天然植物中香豆素含量很少，大量是通过合成得到的。1868 年，Perkin 用邻羟基苯甲醛（水杨醛）与乙酸酐、乙酸钠一起加热制得，称为 Perkin 合成法。

水杨醛和乙酸酐首先在碱性条件下缩合，经酸化后生成邻羟基肉桂酸，接着在酸性条件下闭环成香豆素。

本实验采用改进的方法进行合成，用水杨醛和丙二酸酯在有机碱的催化下，可在较低的温度合成香豆素的衍生物，这种合成方法称为 Knovengel 反应。具活性亚甲基的化合物（如丙二酸酯、β-酮酸酯、氰乙酸酯、硝基乙酸酯等）在氨、胺或其羧酸盐的催化下，与醛、酮发生醛醇型缩合，脱水而得 α，β-不饱和化合物。水杨醛与丙二酸酯在六氢吡啶催化下，缩合生成中间体香豆素-3-甲酸乙酯。后者加碱水解，酯基和内酯都被水解，然后再次环内酯化即生成香豆素-3-羧酸。

实训材料

1. 试剂药品

水杨醛、丙二酸二乙酯、六氢吡啶、无水乙醇、冰乙酸、95%乙醇、氢氧化钠、浓盐酸、无水氯化钙等。

2. 仪器设备

圆底烧瓶（100mL）、干燥管、锥形瓶、回流冷凝管、恒温磁力搅拌器、布氏漏斗、沸石、抽滤瓶等。

实训内容

1. 香豆素-3-甲酸乙酯的合成

在干燥的 100mL 圆底烧瓶中，加入 4.2mL 水杨醛、6.8mL 丙二酸二乙酯、25mL 无水乙醇、0.5mL 六氢吡啶和 2 滴冰乙酸，放入几粒沸石后，装上回流冷凝管，冷凝管上口接一氯化钙干燥管。在水浴上加热回流 2h。稍冷后将反应物转移到锥形瓶中，加入 30mL 水，置于冰浴中冷却。待结晶完全后，过滤，晶体每次用 2~3mL 50%冰冷过的乙醇洗涤 2~3 次。粗产物为白色晶体，经干燥后重 6~7g，熔点为 92~93℃。粗产物可用 25%乙醇水溶液重结晶，熔点为 93℃。

2. 香豆素-3-羧酸的合成

在 100mL 圆底烧瓶中加入 4g 香豆素-3-甲酸乙酯、3g 氢氧化钠、20mL 95%乙醇和 10mL 水，加入几粒沸石，装上回流冷凝管，用水浴加热至酯溶解后，再继续回流 15min。稍冷后，在搅拌下将反应混合物加到盛有 10mL 浓盐酸和 50mL 水的烧杯中，即有大量白色结晶析出。在冰浴中冷却使结晶完全，抽滤，用少量冰水洗涤晶体，压干，干燥后重约 3g，熔点为 188℃。粗品可用水重结晶，纯品香豆素-3-羧酸的熔点为 190℃。

实训指导

① 在香豆素-3-甲酸乙酯的合成中，在干燥的圆底烧瓶中加入水杨醛、丙二

酸二乙酯、无水乙醇、六氢吡啶和冰乙酸后，装上回流冷凝管，再放在水浴上加热回流。不能把干燥的圆底烧瓶放在水浴上加水杨醛、丙二酸二乙酯、无水乙醇、六氢吡啶等试剂，否则因为水浴温度高使水杨醛挥发，而导致产率减少或没有产物。

② 在香豆素-3-羧酸的合成中，加入试剂，用水浴加热至酯溶解后，再继续回流15min，注意控制水浴温度，保持微沸状态即可。10mL 浓盐酸和 50mL 水的溶液可事先按比例配制成稀盐酸溶液，避免实验室空气污染。

③ 冰浴要求将烧杯浸入冰水 2/3 处，冷却使结晶完全。不能只是将烧杯放在冰块之上，否则冷却达不到效果。

实训思考

① 试写出利用 Knovengel 反应制备香豆素-3-羧酸的反应机理。反应中加入乙酸的目的是什么？

② 如何利用香豆素-3-羧酸制备香豆素？

香豆素-3-羧酸的合成考核评分标准

测试项目		指标分值	测 评 标 准				项目得分
			完全达到	基本达到	部分达到	少量达到	
1	实训原理	10	掌握 Knovengel 反应基本原理				
2	合成反应	50	1. 正确使用电子天平称量原料，正确使用量筒 2. 正确搭建带有干燥管的回流装置，正确加入反应物料 3. 正确进行抽滤、重结晶等操作 4. 正确测定熔点				
3	鉴别	30	1. 是否正确加入反应试剂 2. 反应现象是否正确 3. 能否正确描述反应现象				
4	实训态度	5	1. 实事求是的科学实验作风 2. 遵守实训规章制度、安全守则 3. 实验服保持清洁，认真操作，不高声谈笑				

测试项目		指标分值	测评标准				项目得分
			完全达到	基本达到	部分达到	少量达到	
5	实训习惯	5	1. 台面整洁，仪器摆放有序，爱护仪器，节约试剂 2. 操作规范，有条不紊，实训报告书写标准 3. 实验结束，能做好收尾工作				
总　　分							
测试时间：　　年　　月　　日				考评教师：			

任务 7　葡萄糖酸钙的合成

 实训目的

1. 知识目标

掌握由葡萄糖、碳酸钙合成葡萄糖酸钙的原理及方法。

2. 能力目标

学习氧化反应在药物合成中的应用。

 实训原理

葡萄糖是自然界分布最广且最为重要的一种单糖，它是一种多羟基醛，分子量为180，白色晶体，易溶于水，味甜，熔点为146℃。分子中的醛基有还原性，能与银氨溶液等弱氧化剂反应生成葡萄糖酸。葡萄糖酸的制备方法一般有酶法、电解氧化法、空气催化氧化法和化学试剂氧化法。工业上生产葡萄糖酸的方法，主要是酶法和电解氧化法。

本实验采用的氧化剂是过氧化氢，在无任何催化剂的作用下，把葡萄糖氧化成葡萄糖酸（不需要进行葡萄糖酸的精制），然后再用碳酸钙中和生成的葡萄糖酸，结晶后就可得到葡萄糖酸钙的粗品。

葡萄糖酸钙是一种医药和精细化学品，作为药物，可促进骨骼及牙齿钙化，维持神经和肌肉正常兴奋，降低毛细血管渗透性。其可用于由于血钙降低而引起的手足抽搐症、渗出性水肿、瘙痒性皮肤病等疾病的治疗；作为精细化学品，它可作为食品添加剂、水质稳定剂和水泥助剂。

其反应过程如下：

$$\underset{\text{(葡萄糖)}}{\begin{array}{c}\text{CHO}\\ \text{(CHOH)}_4\\ \text{CH}_2\text{OH}\end{array}} \xrightarrow{\text{H}_2\text{O}_2} \underset{\text{(葡萄糖酸)}}{\begin{array}{c}\text{COOH}\\ \text{(CHOH)}_4\\ \text{CH}_2\text{OH}\end{array}} \xrightarrow{\text{CaCO}_3} \underset{\text{(葡萄糖酸钙)}}{\left[\begin{array}{c}\text{COO}^-\\ \text{(CHOH)}_4\\ \text{CH}_2\text{OH}\end{array}\right]_2\text{Ca}^{2+}} + \text{H}_2\text{O} + \text{CO}_2\uparrow$$

📖 实训材料

1. 试剂药品

葡萄糖、30％双氧水、碳酸钙、无水乙醇等。

2. 仪器设备

100mL 三角烧杯×2、滴管、量筒、磁力粒、0.22μm 过滤器、10mL 注射器、集热式磁力搅拌器、烘箱等。

📋 实训内容

1. 葡萄糖酸溶液的制备

称取 0.1mol（18g）葡萄糖，置于 100mL 三角烧杯中，加入 3 倍量的 30％双氧水（34mL），在磁力搅拌器中沸水浴加热、搅拌得到无色透明的葡萄糖酸溶液。当氧化率达 80％以上时（60min），停止反应，把反应液冷却至 60～70℃待用。

2. 葡萄糖酸钙的制备

在搅拌下，分批加入约 0.05mol（5g）的碳酸钙至葡萄糖酸溶液中，直至无 CO_2 气体放出为止。反应完全后，趁热用注射器把反应液通过 0.22μm 过滤器过滤，得澄清透明葡萄糖酸钙溶液。

3. 结晶得到葡萄糖酸钙的粗品

把上述葡萄糖酸钙溶液转入 100mL 三角烧杯冷却至室温，往烧杯中添加适量的无水乙醇（约 1∶1），静置 10min 得到絮状沉淀，用已称过质量的滤纸抽滤得到白色粉末状葡萄糖酸钙粗品。

4. 计算产率

抽滤得到的葡萄糖酸钙粗品在 50℃烘箱过夜。减去滤纸重，得到合成的实际生成量。

葡萄糖酸钙的收率（％）＝实际生成量/理论生成量×100％

👥 实训思考

① 阐述用双氧水氧化得到葡萄糖酸的优点与缺点。

② 分析所得到的葡萄糖酸钙量的多少及其可能的影响因素。

葡萄糖酸钙的合成考核评分标准

测试项目		指标分值	测评标准				项目得分
			完全达到	基本达到	部分达到	少量达到	
1	实训原理	10	掌握葡萄糖氧化制备葡萄糖酸，并与碳酸钙中和得到葡萄糖酸钙的原理				
2	合成反应	50	1. 正确使用电子天平称量原料，正确使用量筒 2. 正确加入反应物料，控制反应条件 3. 正确进行溶剂沉淀和使用微孔滤膜进行过滤 4. 正确计算收率				
3	鉴别	30	1. 是否正确加入反应试剂 2. 反应现象是否正确 3. 能否正确描述反应现象				
4	实训态度	5	1. 实事求是的科学实验作风 2. 遵守实训规章制度、安全守则 3. 实验服保持清洁，认真操作，不高声谈笑				
5	实训习惯	5	1. 台面整洁，仪器摆放有序，爱护仪器，节约试剂 2. 操作规范，有条不紊，实训报告书写标准 3. 实验结束，能做好收尾工作				
总　分							
测试时间：　　年　　月　　日　　　　考评教师：							

 任务 8 **盐酸普鲁卡因的合成**

 实训目的

1. 知识目标

通过局部麻醉药盐酸普鲁卡因的合成，学习酯化、还原等单元反应。

2. 能力目标

掌握利用水和二甲苯共沸脱水的原理进行羧酸的酯化操作。

掌握水溶性大的盐类用盐析法进行分离及精制的方法。

实训原理

盐酸普鲁卡因为局部麻醉药，作用强，毒性低。临床上主要用于浸润、脊椎及传导麻醉。盐酸普鲁卡因化学名为对氨基苯甲酸 2-二乙氨基乙酯盐酸盐，化学结构式为：

$$H_2N-\!\!\!\bigcirc\!\!\!-COOCH_2CH_2N(C_2H_5)_2 \cdot HCl$$

盐酸普鲁卡因为白色细微针状结晶或结晶性粉末，无臭，味微苦而麻。熔点 $153\sim157℃$。易溶于水，溶于乙醇，微溶于氯仿，几乎不溶于乙醚。

合成路线如下：

$$O_2N-\!\!\!\bigcirc\!\!\!-COOH \xrightarrow[\text{二甲苯}]{HOCH_2CH_2N(C_2H_5)_2} O_2N-\!\!\!\bigcirc\!\!\!-COOCH_2CH_2N(C_2H_5)_2$$

$$\xrightarrow{Fe,\ HCl} H_2N-\!\!\!\bigcirc\!\!\!-COOCH_2CH_2N(C_2H_5)_2 \cdot HCl \xrightarrow{20\%NaOH}$$

$$H_2N-\!\!\!\bigcirc\!\!\!-COOCH_2CH_2N(C_2H_5)_2 \xrightarrow{\text{浓盐酸}} H_2N-\!\!\!\bigcirc\!\!\!-COOCH_2CH_2N(C_2H_5)_2 \cdot HCl$$

实训材料

1. 试剂药品

对硝基苯甲酸、β-二乙氨基乙醇、二甲苯、浓盐酸、20％氢氧化钠、铁粉、饱和硫化钠溶液、活性炭、精制食盐、蒸馏水等。

2. 仪器

三颈烧瓶（500mL）、温度计、球形冷凝管、分水器、锥形瓶（250mL）、蒸馏烧瓶、烧杯、搅拌器、恒温水浴锅等。

实训内容

一、对硝基苯甲酸-β-二乙氨基乙醇的制备

在装有温度计、分水器及球形冷凝管的 500mL 三颈烧瓶中，投入对硝基

苯甲酸 20g、β-二乙氨基乙醇 14.7g、二甲苯 150mL 及止爆剂，油浴加热至回流（注意控制温度，油浴温度约为 180℃，内温约为 145℃），共沸带水 6h。撤去油浴，稍冷，将反应液倒入 250mL 锥形瓶中，放置冷却，析出固体。将上清液用倾泻法转移至减压蒸馏烧瓶中，减压蒸除二甲苯，残留物以 3％ 盐酸 140mL 溶解，并与锥形瓶中的固体合并，过滤，除去未反应的对硝基苯甲酸，滤液备用。

二、 对氨基苯甲酸-β-二乙氨基乙醇酯的制备

将上步得到的滤液转移至装有搅拌器、温度计的 500mL 三颈烧瓶中，搅拌下用 20％ 氢氧化钠调 pH 4.0～4.2。充分搅拌下，于 25℃ 分次加入经活化的铁粉，反应温度自动上升，注意控制温度不超过 70℃（必要时可冷却）。待铁粉添加完毕，于 40～45℃ 保温反应 2h，抽滤，滤渣以少量水洗涤两次，滤液以稀盐酸酸化至 pH＝5。滴加饱和硫化钠溶液调 pH 至 7.8～8.0，沉淀反应液中的铁盐，抽滤，滤渣以少量水洗涤两次，滤液用稀盐酸酸化 pH 至 6。加少量活性炭，于 50～60℃ 保温反应 10min，抽滤，滤渣用少量水洗涤一次，将滤液冷却至 10℃ 以下，用 20％ 氢氧化钠碱化至普鲁卡因全部析出（pH 9.5～10.5），过滤，得普鲁卡因，备用。

三、 盐酸普鲁卡因的制备

1. 成盐

将普鲁卡因置于烧杯中，慢慢滴加浓盐酸调 pH 至 5.5，加热至 60℃，加精制食盐至饱和，升温至 60℃，加入适量保险粉，再加热至 65～70℃，趁热过滤，滤液冷却结晶，待冷至 10℃ 以下，过滤，即得盐酸普鲁卡因粗品。

2. 精制

将粗品置烧杯中，滴加蒸馏水至维持在 70℃ 时恰好溶解。加入适量的保险粉，于 70℃ 保温反应 10min，趁热过滤，滤液自然冷却，当有结晶析出时，烧杯外用冰浴冷却，使结晶析出完全。过滤，滤饼用少量冷乙醇洗涤两次，干燥，得盐酸普鲁卡因，熔点为 153～157℃，以对硝基苯甲酸计算总收率。

 实训提示

① 羧酸和醇之间进行的酯化反应是一个可逆反应，反应达到平衡时，生成酯的量比较少（约 65％），为使平衡向右移动，需向反应体系中不断加入反应原料或不断除去生成物。本反应利用二甲苯和水形成共沸混合物的原理，将生成的水不断除去，从而打破平衡，使酯化反应趋于完全。由于水的存在对反应产生不

利的影响，故实验中使用的药品和仪器应事先干燥。

② 考虑到教学实验的需要和可能，将分水反应时间定为 6h，若延长反应时间，收率尚可提高。

③ 也可不经放冷，直接蒸馏去除二甲苯，但蒸馏至后期，固体增多，毛细管堵塞操作不方便。回收的二甲苯可以套用。

④ 对硝基苯甲酸应除尽，否则影响产品质量，回收的对硝基苯甲酸经处理后可以套用。

⑤ 铁粉活化的目的是除去其表面的铁锈。方法是：取铁粉 47g，加水 100mL、浓盐酸 0.7mL，加热至微沸，用水倾泻法洗至近中性，置水中保存待用。

⑥ 该反应为放热反应，铁粉应分次加入，以免反应过于激烈，加入铁粉后温度自然上升。铁粉加毕，待其温度降至 45℃进行保温反应。在反应过程中铁粉参加反应后，生成绿色沉淀 $[Fe(OH)_2]$，接着变成棕色 $[Fe(OH)_3]$，然后转变成棕黑色（Fe_3O_4）。因此，在反应过程中应经历绿色、棕色、棕黑色的颜色变化。若不转变为棕黑色，可能反应尚未完全。可补加适量铁粉，继续反应一段时间。

⑦ 除铁时，因溶液中有过量的硫化钠存在，加酸后可使其形成胶体硫，加活性炭后过滤，便可使其除去。

⑧ 盐酸普鲁卡因水溶性很大，所用仪器必须干燥，用水量需严格控制，否则影响收率。

⑨ 严格掌握 pH 5.5，以免芳氨基成盐。

⑩ 保险粉为强还原剂，可防止芳氨基氧化，同时可除去有色杂质，以保证产品色泽洁白，若用量过多，则成品含硫量不合格。

实训思考

① 在盐酸普鲁卡因的制备中，为何用对硝基苯甲酸为原料先酯化，然后再进行还原，能否反之，先还原后酯化，即用对氨基苯甲酸为原料进行酯化，为什么？

② 酯化反应中，为何加入二甲苯做溶剂？

③ 酯化反应结束后，放冷除去的固体是什么？为什么要除去？

④ 在铁粉还原过程中，为什么会发生颜色变化？说出其反应机理。

⑤ 还原反应结束，为什么要加入硫化钠？

⑥ 在盐酸普鲁卡因成盐和精制时，为什么要加入保险粉？解释其原理。

盐酸普鲁卡因的合成考核评分标准

测试项目		指标分值	测评标准				项目得分
			完全达到	基本达到	部分达到	少量达到	
1	实训原理	10	掌握对硝基苯甲酸的酯化、还原，再成盐的原理				
2	合成反应	50	1. 正确使用电子天平称量原料，正确使用量筒 2. 正确搭建酯化、还原回流装置 3. 正确加入反应物料，控制反应条件 4. 正确使用防爆剂、保险粉 5. 正确计算收率				
3	鉴别	30	1. 是否正确加入反应试剂 2. 反应现象是否正确 3. 能否正确描述反应现象				
4	实训态度	5	1. 实事求是的科学实验作风 2. 遵守实训规章制度、安全守则 3. 实验服保持清洁，认真操作，不高声谈笑				
5	实训习惯	5	1. 台面整洁，仪器摆放有序，爱护仪器，节约试剂 2. 操作规范，有条不紊，实训报告书写标准 3. 实验结束，能做好收尾工作				
总 分							
测试时间： 年 月 日 考评教师：							

参考文献

［1］于淑萍. 化学制药技术综合实训［M］. 北京：化学工业出版社，2007.

［2］尤启冬. 药物化学实验与指导［M］. 北京：中国医药科技出版社，2010.

［3］宋海南，刘修树. 药物化学实用技术实训［M］. 南京：东南大学出版社，2013.

［4］李柱来，孟繁浩. 药物化学实验指导［M］. 北京：中国医药科技出版社，2016.

附　录

附录一　药物化学常用试液配制

1. 乙酸钠试液

取乙酸钠结晶 13.6g，加水使溶解成 100mL。

2. 乙酸铅试液

取乙酸铅 10g，加新沸过的冷水溶解后，滴加乙酸使溶液澄清，再加新沸过的冷水使成 100mL。

3. 稀乙酸

取冰乙酸 60mL，加水稀释至 1000mL。

4. 重铬酸钾试液

取重铬酸钾 7.5g，加水使溶解成 100mL。

5. 碘试液

可取用碘滴定液（0.05mol·L^{-1}）。

6. 碘化汞钾试液

取二氯化汞 1.36g，加水 60mL 使溶解；另取碘化钾 5g，加水 10mL 使溶解，将两液混合，加水稀释至 100mL。

7. 碘化铋钾试液

取次硝酸铋 0.85g，加冰乙酸 10mL 和水 40mL 溶解后，加碘化钾溶液（4→20）20mL 摇匀。

8. 稀碘化铋钾试液

取次硝酸铋 0.85g，加冰乙酸 10mL 和水 40mL 溶解后保存。临用前取 5mL，加碘化钾溶液（4→10）5mL，再加冰乙酸 20mL，加水稀释至 100mL。

9. 碘化钾试液

取碘化钾 16.5g，加水使溶解成 100mL，即得。本液应临用新制。

10. 碘化钾碘试液

取碘 0.5g 与碘化钾 1.5g，加水 25mL 使溶解。

11. 二硝基苯肼试液

取 2,4-二硝基苯肼 1.5g，加硫酸溶液（1→2）20mL，溶解后加水使成 100mL，过滤，即得。

12. 蒽酮试液

取蒽酮 0.7g，加硫酸 50mL 使溶解，再用硫酸溶液（70→100）稀释至 500mL。

13. 硅钨酸试液

取硅钨酸 10g，加水使溶解成 100mL。

14. 碱式乙酸铅试液

取一氧化铅 14g，加水 10mL，研磨成糊状，用水 10mL 洗入玻璃瓶中，加含乙酸铅 22g 的水溶液 70mL，用力振摇 5min 后，时时振摇，放置 7 天，过滤，加新沸过的冷水使成 100mL。

15. 碱性三硝基苯酚试液

取 1% 三硝基苯酚试液 20mL，加 5% 氢氧化钠溶液 10mL，加水稀释至 100mL，即得。本品应临用新制。

16. 碱性酒石酸铜试液

① 取硫酸铜结晶 6.93g，加水使溶解成 100mL。

② 取酒石酸钾钠结晶 34.6g 与氢氧化钠 10g，加水使溶解成 100mL，用时将两溶液等量混合即得。

17. 碱性 β-萘酚试液

取 β-萘酚 0.25g，加氢氧化钠溶液 10mL 使溶解。本品应临用新制。

18. 酸性硫酸铁铵试液

取硫酸铁铵 20g 与硫酸 9.4mL，加水至 100mL。

19. 碳酸钠试液

取一水合碳酸钠 12.5g 或无水碳酸钠 10.5g，加水使溶解成 100mL。

20. 碳酸氢钠试液

取碳酸氢钠 5g，加水使溶解成 100mL。

21. 钼硫酸试液

取钼酸铵 0.1g，加硫酸 10mL 使溶解。

22. 钼酸铵试液

取钼酸铵 10g，加水使溶解成 100mL。

23. 水合氯醛试液

取水合氯醛 50g，加水 15mL 与甘油 10mL 使溶解。

24. 香草醛试液

取香草醛 0.1g，加盐酸 10mL 使溶解。

25. 茚三酮试液

取茚三酮 2g，加乙醇使溶解成 100mL。

26. 盐酸羟胺试液

取盐酸羟胺 3.5g，加 60% 乙醇使溶解成 100mL。

27. 硝酸亚汞试液

取硝酸亚汞 15g，加水 90mL 与稀硝酸 10mL 使溶解，即得。本液应置于棕色瓶内，加汞 1 滴，密封保存。

28. 硝酸汞试液

取黄氧化汞 40g，加硝酸 32mL 与水 15mL 使溶解，即得。本液应置于玻璃塞瓶内，在暗处保存。

29. 硝酸钡试液

取硝酸钡 6.5g，加水使溶解成 100mL。

30. 硝酸铈铵试液

取硝酸铈铵 25g，加稀硝酸使溶解成 100mL。

31. 硝酸银试液

可取用 0.1mol·L^{-1} 的硝酸银滴定液。

32. 硫化氢试液

本液为硫化氢的饱和水溶液。本液应置于棕色瓶内，在暗处保存。本液如无明显的硫化氢臭味，或与等容的三氯化铁试液混合时不能生成大量的硫沉淀，即不适用。

33. 硫化钠试液

取硫化钠 1g，加水使溶解成 10mL，即得。本液应临用新制。

34. 硫化氨试液

取氨试液 60mL，通硫化氢使饱和后，再加氨试液 40mL，即得。本液应置于棕色瓶中，在暗处保存。如发生大量的硫沉淀，即不适用。

35. 硫酸铜铵试液

取硫酸铜试液适量，缓缓滴加氨试液，至初生的沉淀将近完全溶解，静置，倾取上层的清液，即得。本液应临用新制。

36. 硫酸镁试液

取未风化的硫酸镁结晶 12g，加水使溶解成 100mL。

37. 稀乙醇

取乙醇 529mL，加水稀释至 1000mL，即得。本液在 20℃ 时含乙醇应为 49.5%～50.5%（体积分数）。

38. 稀硫酸

取硫酸 57mL，加水稀释至 1000mL 即得。本液含硫酸应为 9.5%～10.5%。

39. 稀硝酸

取硝酸 105mL，加水稀释至 1000mL 即得。本液含硝酸应为 9.5%～10.5%。

40. 溴试液

取溴 2～3mL，置于用凡士林涂塞的玻璃瓶中，加水 100mL，振摇使成饱和的溶液，即得。本品应置暗处保存。

附录二 生产工艺中避免和限制使用的溶剂

表 1 生产中避免使用的溶剂

溶剂	限制浓度/%	影响
苯	0.0002	致癌
四氯化碳	0.0004	毒性大并影响环境
1,2-二氯乙烷	0.0005	毒性大
1,1-二氯乙烯	0.0008	毒性大
1,1,1-三氯乙烷	0.15	污染环境

表 2 生产中限制使用的溶剂

溶剂	限制浓度/%	溶剂	限制浓度/%
乙腈	0.041	甲醇	0.3
氯苯	0.036	2-甲氧基乙醇	0.005
三氯甲烷	0.006	甲基乙基酮	0.005
环己烷	0.388	甲基环己烷	0.118
1,2-二氯乙烯	0.187	N-甲基吡咯烷酮	0.053
二氯甲烷	0.06	硝基甲烷	0.02
1,2-二甲氧基乙烷	0.01	吡啶	0.016
N,N-二甲基乙酰胺	0.109	四氯噻吩	—
N,N-二甲基甲酰胺	0.088	四氢化萘	0.01
二噁烷	0.038	四氢呋喃	0.072
2-乙氧基乙醇	0.016	甲苯	0.089
乙二醇	0.062	1,1,2-三氯乙烯	0.008
甲酰胺	0.022	二甲苯	0.217
正己烷	0.029		

附录三　易制毒化学品的分类和品种目录（节选，2021 年更新）

第一类

1. 1-苯基-2-丙酮
2. 3,4-亚甲基二氧苯基-2-丙酮
3. 胡椒醛
4. 黄樟素
5. 黄樟油
6. 异黄樟素
7. N-乙酰邻氨基苯酸
8. 邻氨基苯甲酸
9. 麦角酸*
10. 麦角胺*
11. 麦角新碱*
12. 麻黄素、伪麻黄素、消旋麻黄素、去甲麻黄素、甲基麻黄素、麻黄浸膏、麻黄浸膏粉等麻黄素类物质*
13. 4-苯氨基-N-苯乙基哌啶
14. N-苯乙基-4-哌啶酮
15. N-甲基-1-苯基-1-氯-2-丙胺

第二类

1. 苯乙酸
2. 乙酸酐
3. 三氯甲烷
4. 乙醚
5. 哌啶
6. 溴素
7. 1-苯基-1-丙酮
8. α-苯乙酰乙酸甲酯
9. α-乙酰乙酰苯胺
10. 3,4-亚甲基二氧苯基-2-丙酮缩水甘油酸和 3,4-亚甲基二氧苯基-2-丙酮缩

水甘油酯

第三类

1. 甲苯

2. 丙酮

3. 甲基乙基酮

4. 高锰酸钾

5. 硫酸

6. 盐酸

7. 苯乙腈

8. γ-丁内酯

说明：

① 第一类、第二类所列物质可能存在的盐类，也纳入管制。

② 带有 * 标记的品种为第一类中的药品类易制毒化学品，第一类中的药品类易制毒化学品包括原料药及其单方制剂。

③ 高锰酸钾既属于易制毒化学品也属于易制爆化学品。

附录四 易制爆危险化学品名录（2017 年版）

序号	品名	别名	CAS 号	主要的燃爆危险性分类
1 酸类				
1.1	硝酸		7697-37-2	氧化性液体，类别 3
1.2	发烟硝酸		52583-42-3	氧化性液体，类别 1
1.3	高氯酸［浓度＞72％］	过氯酸	7601-90-3	氧化性液体，类别 1
	高氯酸［浓度 50％～72％］			氧化性液体，类别 1
	高氯酸［浓度≤50％］			氧化性液体，类别 2
2 硝酸盐类				
2.1	硝酸钠		7631-99-4	氧化性固体，类别 3
2.2	硝酸钾		7757-79-1	氧化性固体，类别 3
2.3	硝酸铯		7789-18-6	氧化性固体，类别 3
2.4	硝酸镁		10377-60-3	氧化性固体，类别 3
2.5	硝酸钙		10124-37-5	氧化性固体，类别 3
2.6	硝酸锶		10042-76-9	氧化性固体，类别 3
2.7	硝酸钡		10022-31-8	氧化性固体，类别 2
2.8	硝酸镍	二硝酸镍	13138-45-9	氧化性固体，类别 2
2.9	硝酸银		7761-88-8	氧化性固体，类别 2
2.10	硝酸锌		7779-88-6	氧化性固体，类别 2
2.11	硝酸铅		10099-74-8	氧化性固体，类别 2
3 氯酸盐类				
3.1	氯酸钠		7775-09-9	氧化性固体，类别 1
	氯酸钠溶液			氧化性液体，类别 3*
3.2	氯酸钾		3811-04-9	氧化性固体，类别 1
	氯酸钾溶液			氧化性液体，类别 3*
3.3	氯酸铵		10192-29-7	爆炸物，不稳定爆炸物

序号	品名	别名	CAS 号	主要的燃爆 危险性分类
4 高氯酸盐类				
4.1	高氯酸锂	过氯酸锂	7791-03-9	氧化性固体，类别 2
4.2	高氯酸钠	过氯酸钠	7601-89-0	氧化性固体，类别 1
4.3	高氯酸钾	过氯酸钾	7778-74-7	氧化性固体，类别 1
4.4	高氯酸铵	过氯酸铵	7790-98-9	爆炸物，1.1 项 氧化性固体，类别 1
5 重铬酸盐类				
5.1	重铬酸锂		13843-81-7	氧化性固体，类别 2
5.2	重铬酸钠	红矾钠	10588-01-9	氧化性固体，类别 2
5.3	重铬酸钾	红矾钾	7778-50-9	氧化性固体，类别 2
5.4	重铬酸铵	红矾铵	7789-09-5	氧化性固体，类别 2*
6 过氧化物和超氧化物类				
6.1	过氧化氢溶液（含量＞8％）	双氧水	7722-84-1	（1）含量≥60％ 氧化性液体，类别 1 （2）20％≤含量＜60％ 氧化性液体，类别 2 （3）8％＜含量＜20％ 氧化性液体，类别 3
6.2	过氧化锂	二氧化锂	12031-80-0	氧化性固体，类别 2
6.3	过氧化钠	双氧化钠； 二氧化钠	1313-60-6	氧化性固体，类别 1
6.4	过氧化钾	二氧化钾	17014-71-0	氧化性固体，类别 1
6.5	过氧化镁	二氧化镁	1335-26-8	氧化性液体，类别 2
6.6	过氧化钙	二氧化钙	1305-79-9	氧化性固体，类别 2
6.7	过氧化锶	二氧化锶	1314-18-7	氧化性固体，类别 2
6.8	过氧化钡	二氧化钡	1304-29-6	氧化性固体，类别 2
6.9	过氧化锌	二氧化锌	1314-22-3	氧化性固体，类别 2
6.10	过氧化脲	过氧化氢尿素； 过氧化氢脲	124-43-6	氧化性固体，类别 3

序号	品名	别名	CAS 号	主要的燃爆危险性分类
6.11	过乙酸［含量≤16%，含水≥39%，含乙酸≥15%，含过氧化氢≤24%，含有稳定剂］	过乙酸；过氧乙酸；乙酰过氧化氢	79-21-0	有机过氧化物 F 型
	过乙酸［含量≤43%，含水≥5%，含乙酸≥35%，含过氧化氢≤6%，含有稳定剂］			易燃液体，类别 3 有机过氧化物，D 型
6.12	过氧化二异丙苯［52%＜含量≤100%］	二枯基过氧化物；硫化剂 DCP	80-43-3	有机过氧化物，F 型
6.13	过氧化氢苯甲酰	过苯甲酸	93-59-4	有机过氧化物，C 型
6.14	超氧化钠		12034-12-7	氧化性固体，类别 1
6.15	超氧化钾		12030-88-5	氧化性固体，类别 1
7 易燃物还原剂类				
7.1	锂	金属锂	7439-93-2	遇水放出易燃气体的物质和混合物，类别 1
7.2	钠	金属钠	7440-23-5	遇水放出易燃气体的物质和混合物，类别 1
7.3	钾	金属钾	7440-09-7	遇水放出易燃气体的物质和混合物，类别 1
7.4	镁		7439-95-4	（1）粉末：自热物质和混合物，类别 1 遇水放出易燃气体的物质和混合物，类别 2 （2）丸状、旋屑或带状：易燃固体，类别 2
7.5	镁铝粉	镁铝合金粉		遇水放出易燃气体的物质和混合物，类别 2 自热物质和混合物，类别 1
7.6	铝粉		7429-90-5	（1）有涂层：易燃固体，类别 1 （2）无涂层：遇水放出易燃气体的物质和混合物，类别 2

序号	品名	别名	CAS 号	主要的燃爆 危险性分类
7.7	硅铝		57485-31-1	遇水放出易燃气体的物质和混合物，类别 3
	硅铝粉			
7.8	硫磺	硫	7704-34-9	易燃固体，类别 2
7.9	锌尘		7440-66-6	自热物质和混合物，类别 1；遇水放出易燃气体的物质和混合物，类别 1
	锌粉			自热物质和混合物，类别 1；遇水放出易燃气体的物质和混合物，类别 1
	锌灰			遇水放出易燃气体的物质和混合物，类别 3
7.10	金属锆		7440-67-7	易燃固体，类别 2
	金属锆粉	锆粉		自燃固体，类别 1，遇水放出易燃气体的物质和混合物，类别 1
7.11	六亚甲基四胺	六甲撑四胺；乌洛托品	100-97-0	易燃固体，类别 2
7.12	1,2-乙二胺	1,2-二氨基乙烷；乙撑二胺	107-15-3	易燃液体，类别 3
7.13	一甲胺［无水］	氨基甲烷；甲胺	74-89-5	易燃气体，类别 1
	一甲胺溶液	氨基甲烷溶液；甲胺溶液		易燃液体，类别 1
7.14	硼氢化锂	氢硼化锂	16949-15-8	遇水放出易燃气体的物质和混合物，类别 1
7.15	硼氢化钠	氢硼化钠	16940-66-2	遇水放出易燃气体的物质和混合物，类别 1
7.16	硼氢化钾	氢硼化钾	13762-51-1	遇水放出易燃气体的物质和混合物，类别 1

序号	品名	别名	CAS号	主要的燃爆危险性分类
8 硝基化合物类				
8.1	硝基甲烷		75-52-5	易燃液体，类别3
8.2	硝基乙烷		79-24-3	易燃液体，类别3
8.3	2,4-二硝基甲苯		121-14-2	
8.4	2,6-二硝基甲苯		606-20-2	
8.5	1,5-二硝基萘		605-71-0	易燃固体，类别1
8.6	1,8-二硝基萘		602-38-0	易燃固体，类别1
8.7	二硝基苯酚[干的或含水<15%] 二硝基苯酚溶液		25550-58-7	爆炸物，1.1项
8.8	2,4-二硝基苯酚[含水≥15%]	1-羟基-2,4-二硝基苯	51-28-5	易燃固体，类别1
8.9	2,5-二硝基苯酚[含水≥15%]		329-71-5	易燃固体，类别1
8.10	2,6-二硝基苯酚[含水≥15%]		573-56-8	易燃固体，类别1
8.11	2,4-二硝基苯酚钠		1011-73-0	爆炸物，1.3项
9 其他				
9.1	硝化纤维素[干的或含水（或乙醇）<25%]	硝化棉	9004-70-0	爆炸物，1.1项
	硝化纤维素[含氮≤12.6%，含乙醇≥25%]			易燃固体，类别1
	硝化纤维素[含氮≤12.6%]			易燃固体，类别1
	硝化纤维素[含水≥25%]			易燃固体，类别1
	硝化纤维素[含乙醇≥25%]			爆炸物，1.3项
	硝化纤维素[未改型的，或增塑的，含增塑剂<18%]			爆炸物，1.1项
	硝化纤维素溶液[含氮量≤12.6%，含硝化纤维素≤55%]	硝化棉溶液		易燃液体，类别2

序号	品名	别名	CAS 号	主要的燃爆危险性分类
9.2	4,6-二硝基-2-氨基苯酚钠	苦氨酸钠	831-52-7	爆炸物，1.3 项
9.3	高锰酸钾	过锰酸钾；灰锰氧	7722-64-7	氧化性固体，类别 2
9.4	高锰酸钠	过锰酸钠	10101-50-5	氧化性固体，类别 2
9.5	硝酸胍	硝酸亚氨脲	506-93-4	氧化性固体，类别 3
9.6	水合肼	水合联氨	10217-52-4	
9.7	2,2-双（羟甲基）1,3-丙二醇	季戊四醇、四羟甲基甲烷	115-77-5	

注：1. 各栏目的含义

"序号"：《易制爆危险化学品名录》（2017 年版）中化学品的顺序号。

"品名"：根据《化学命名原则》（1980）确定的名称。

"别名"：除"品名"以外的其他名称，包括通用名、俗名等。

"CAS 号"：Chemical Abstract Service 的缩写，是美国化学文摘社对化学品的唯一登记号，是检索化学物质有关信息资料最常用的编号。

"主要的燃爆危险性分类"：根据《化学品分类和标签规范》系列标准（GB 30000.2-2013-GB 30000.29.2013）等国家标准，对某种化学品燃烧爆炸危险性进行的分类。

2. 除列明的条目外，无机盐类同时包括无水和含有结晶水的化合物。

3. 混合物之外无含量说明的条目，是指该条目的工业产品或者纯度高于工业产品的化学品。

4. 标记"＊"的类别，是指在有充分依据的条件下，该化学品可以采用更严格的类别。

附录五　药物化学实训报告模板

药物化学实训报告

实训名称＿＿＿＿＿＿＿＿＿＿＿＿＿＿＿＿＿　　　　　　　　　组别＿＿＿＿＿＿

学号		院系		专业		年级	
班别		日期		时间		组长	
小组成员一		姓名		学号		成绩	
小组成员二		姓名		学号		成绩	
小组成员三		姓名		学号		成绩	
小组成员四		姓名		学号		成绩	
评阅教师签字				评阅日期			

左侧装订区域内不得书写报告，纸张不够可以另外添加附页

一、实训目的

二、实训原理

三、仪器及试剂药品规格、用量

四、实训步骤及现象

五、实训结果分析

六、思考及讨论